HOLGER WESTERMANN · DEUTSCHE FIBROMYALGIE VEREINIGUNG (HRSG.)

Der Fibromyalgie-Ratgeber

Trotz Dauerschmerz ein gutes Leben führen
Der Ratgeber der Deutschen Fibromyalgie Vereinigung

2., aktualisierte Auflage

humboldt

VORWORT

Liebe Leserinnen, liebe Leser,

Anlass und Motivation für die DFV, einen eigenen Fibromyalgie-Ratgeber herauszugeben, war die 2017 aktualisierte medizinische S3-Leitlinie „Fibromyalgie-Syndrom: Definition, Pathophysiologie, Diagnostik und Therapie". Für diese Zusammenfassung haben medizinische Fachgesellschaften und spezialisierte Ärzte sowie die Patientenorganisationen als „Experten aus Betroffenheit" die aktuelle Fachliteratur gesichtet, bewertet und diskutiert, um evidenzbasierte Konsensempfehlungen zu formulieren. So wurde beispielsweise festgestellt: Fibromyalgie ist keine Rheumaerkrankung, auch kein Weichteilrheuma!

Inzwischen hat die Amerikanische Schmerzgesellschaft im Jahr 2019 neue Diagnosekriterien für Fibromyalgie veröffentlicht und die Weltgesundheitsorganisation zum 1.1. 2022 den Diagnoseschlüssel ICD-11 in Kraft gesetzt. Darin wird Fibromyalgie als „chronisches primäres Schmerzsyndrom" klassifiziert. Mit dieser Neubewertung ist der Dauerschmerz nicht mehr Symptom einer körperlichen oder psychosomatischen Ursache, sondern eine eigenständige neurologische Erkrankung. Daraus ergeben sich weitreichende Folgen für das Selbstbild der Patienten, für die Kommunikation über Fibromyalgie, für die Arztwahl und für die Therapie. Diese aktuellen Erkenntnisse und die neue Sicht ist Anlass für die 2., aktualisierte Auflage.

Was bedeutet das für die Behandlung von Menschen mit Fibromyalgie? Nach wie vor empfehlen Experten eine multimodale Schmerztherapie, die auch Entspannungsübungen und Maßnahmen zur Stressbewältigung sowie leichten Sport nutzt. Medikamente allein können die Schmerzen nicht stoppen, jedoch manchmal lindern. Gegen die anderen Symptome wurde eine jeweils spezielle Behandlung als sinnvoll erkannt.

Dieses Buch erklärt Ihnen den aktuellen Wissensstand über das Fibromyalgie-Syndrom. Besonderes Augenmerk habe ich dabei auf Erklärungen zur Entstehung von Schmerzen gelegt: Denn wer die Wirkung von akutem und andauerndem Stress auf die Schmerzbelastung versteht, kann die Linderung aktiv unterstützen. Wer die Funktion von Körper und Geist beim Fibromyalgie-Syndrom kennt und an sich selbst nachvollziehen kann, ist auch weniger empfänglich für obskure Heilversprechen: Fundiertes Wissen schützt vor Scharlatanen.

Für ein gutes Leben trotz Fibromyalgie lohnt es sich, dass Sie in ein solides soziales Umfeld investieren. Nicht Geld, sondern gemeinsam verbrachte Freizeit an guten Tagen mit geringem Leidensdruck und gute Laune, auch wenn es manchmal schwerfällt, zahlen sich aus. Dieses Buch gibt Ihnen deshalb Tipps, wie man mit Lebenspartnern, Familienangehörigen, Freunden und Kollegen, aber auch mit Ärzten und Menschen in Behörden oder bei Krankenkassen über Fibromyalgie sprechen kann. Wer die Interessen der Gesprächspartner berücksichtigt, kann die wichtigen Informationen zur Fibromyalgie weitergeben, damit ein rücksichtsvolles Miteinander gelingt.

Die Geselligkeit mit Menschen, denen man die Besonderheiten des Lebens mit Fibromyalgie nicht jedes Mal aufs Neue erklären muss, ist eine wichtige Stütze für ein gutes Leben trotz Dauerschmerz. Das Engagement in der Deutschen Fibromyalgie Vereinigung schafft Gelegenheit dazu! Hier trifft man Menschen, die sich gegenseitig Optimismus vermitteln, indem sie gemeinsam nach Lösungen für typische Fibromyalgie-Probleme im Alltag suchen.

Ihr
Holger Westermann

GELEITWORT

der Deutschen Fibromyalgie Vereinigung (DFV)

Liebe Menschen mit Fibromyalgie,

dieser Ratgeber wendet sich an Sie und Ihre Partner, Familie und Freunde. Sie müssen mit dem Dauerschmerz leben – nach aktuellem Kenntnisstand gibt es keine heilende Therapie. Möglich ist jedoch eine Linderung der Beschwerden, denn viele Begleitsymptome können heute erfolgreich behandelt werden.

Zugegeben: Sie werden weiterhin schlechte Tage haben, mit quälendem Schmerz, anhaltender Müdigkeit, Konzentrationsproblemen und dem übermächtigen Wunsch, in Ruhe gelassen zu werden. Doch was wirklich zählt, sind die guten Tage. An denen können Sie sich um Angenehmes und Schönes kümmern; Sie können sich selbst und anderen zeigen, dass Sie trotz Fibromyalgie in erster Linie ein fröhlicher, nachdenklicher, geselliger, neugieriger und manchmal auch zorniger, eben ein ganz normaler Mensch sind.

Unterstützend wirkt dabei eine stabile und verständnisvolle Partnerschaft sowie das Zusammensein mit Menschen, denen man die Besonderheiten des Lebens mit Fibromyalgie nicht jedes Mal aufs Neue erklären muss: Wer sein Leid ständig schildern muss, verstärkt es nur unnötig. Deshalb wollen wir in der Deutschen Fibromyalgie Vereinigung nicht andauernd die Krankheit besprechen, sondern viel lieber gemeinsam die dadurch auftretenden Probleme lösen. Die Unterstützung von Menschen mit Fibromyalgie durch die DFV ist nicht immer unmittelbar spürbar.

So stellt die Klassifikation der Fibromyalgie als „chronisches primäres Schmerzsyndrom“ der Patientenselbsthilfe zwei neue Aufgaben, die in den kommenden Jahren viel Aufmerksamkeit und Engagement verlangen: Einerseits muss diese Erkenntnis unter Ärzten bekannt gemacht werden, andererseits müssen wir als Betroffene dafür werben, dass sich zukünftig mehr Ärzte über die Weiterbildung „Spezielle Schmerztherapie“ zu Schmerztherapeuten qualifizieren – denn Menschen mit Fibromyalgie benötigen zukünftig Schmerzexperten.

Als größte Organisation der Patientenselbsthilfe, die sich ausschließlich für Menschen mit Fibromyalgie engagiert, haben wir dabei die wichtige Aufgabe, in den Jahren bis zur verbindlichen Gültigkeit des ICD-11 in Deutschland möglichst viele Mediziner für diese Zusatzqualifikation zu gewinnen. Dabei findet unsere Stimme umso deutlicher Gehör, je mehr Menschen sich bei uns als Mitglieder einbringen: Herzlich willkommen in der Deutschen Fibromyalgie Vereinigung!

Mit optimistischen Grüßen

Ihre
Eva-Maria Westermann
Erste Vorsitzende der DFV

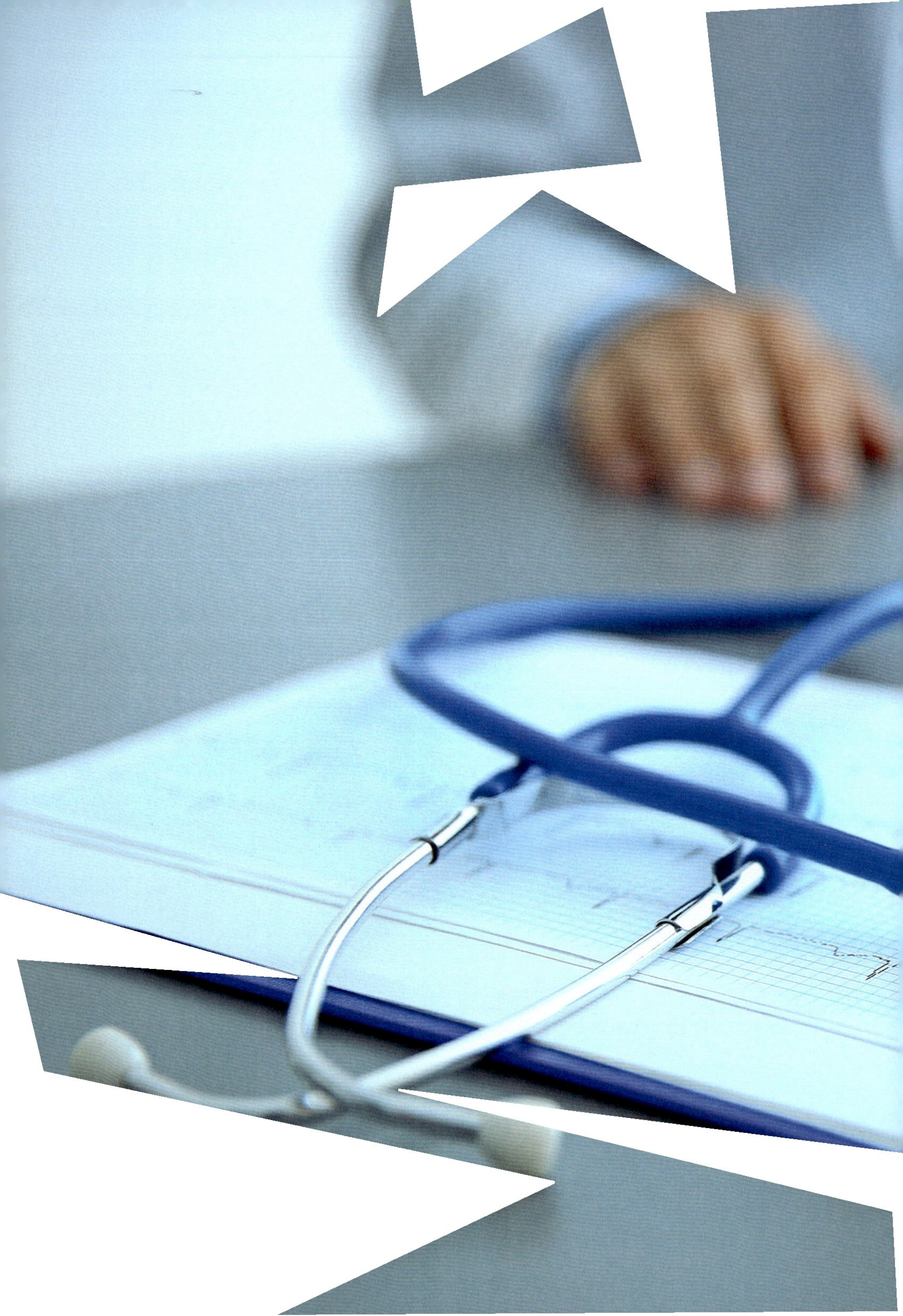

FIBROMYALGIE – WAS WIR HEUTE WISSEN

Zwölf verschiedene Ärzte und rund elf Jahre dauernde Schmerzen haben Menschen mit Fibromyalgie im Schnitt hinter sich, bis ein Arzt die richtige Diagnose stellt. Die Ursachen dieser unheilbaren Krankheit sind bis heute nicht bekannt. Die Fibromyalgie gehört leider zu den Krankheiten, über die wir im Vergleich zu anderen wenig wissen. Welche Fortschritte die Medizin macht und welche Erkenntnisse sie über den Zusammenhang von Stress und Schmerz gewonnen hat, erfahren Sie in diesem Kapitel. Auch wenn sich Fibromyalgie nicht heilen lässt, so gibt es doch viele Möglichkeiten, wie Sie einen guten Umgang mit der Erkrankung finden.

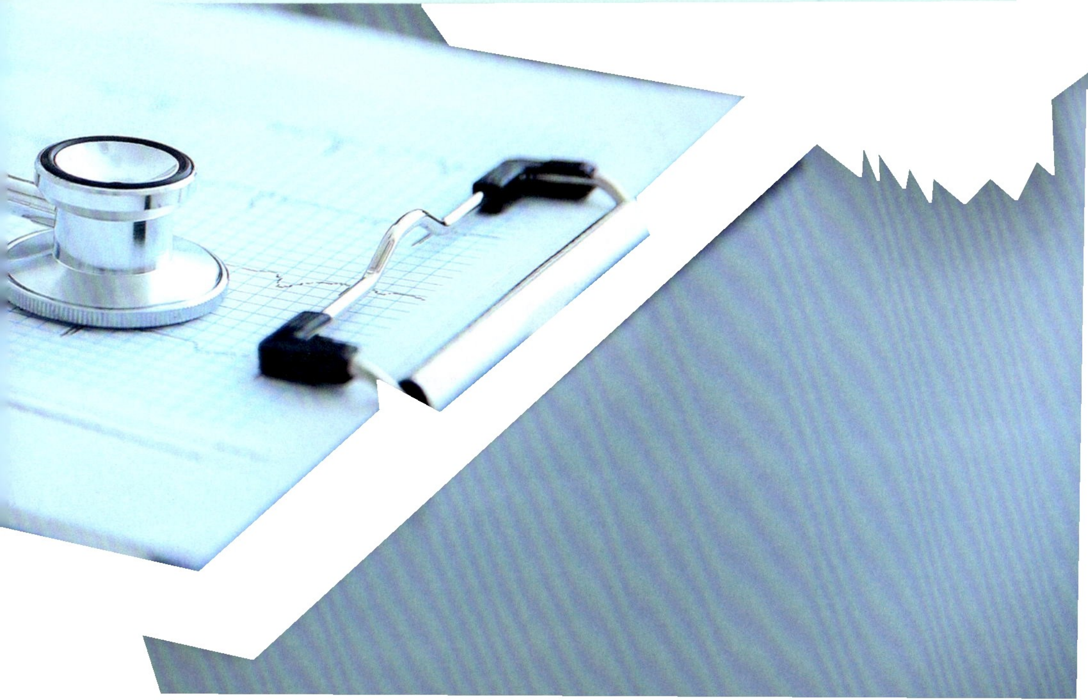

Was genau ist Fibromyalgie eigentlich?

Die Diagnose Fibromyalgie oder Fibromyalgie-Syndrom (FMS) bedeutet für viele Betroffene im ersten Moment Genugtuung oder gar Erleichterung. Die andauernden Schmerzen, die mit wechselnder Intensität an mehreren Körperstellen auftreten, die Angst vor schmerzhaften Berührungen, die Schlafprobleme bei Nacht und ständige Müdigkeit am Tag, angeschwollene Gliedmaßen und aufgedunsenes Gesicht, nervöser Magen oder Darm, begleitet von Heißhungerattacken, der ständigen Angst zu versagen und Phasen mit quälender depressiver Stimmung: Für diese Vielzahl und Vielfalt unterschiedlicher Symptome konnten die Ärzte endlich einen gemeinsamen Nenner finden: Fibromyalgie oder Faser-Muskel-Schmerz.

!

Der Begriff Fibromyalgie bezeichnet erst einmal nur, wo die Schmerzen auftreten.

Der Begriff setzt sich zusammen aus dem lateinischen Wort *fibra* für Faser und den griechischen Wörtern *mys* für Muskel und *algos* für Schmerz. Doch so, wie die Bezeichnung Bauchschmerzen noch nichts über deren Entstehung aussagt, beschreibt auch der Begriff Fibromyalgie lediglich, wo die Schmerzen auftreten: Nicht die Gelenke oder zentrale Bereiche der Skelettmuskulatur schmerzen, sondern vorrangig die gelenknahe Region am Übergang zwischen Muskel und Sehnen. Die genaue Beschreibung des Leitsymptoms ist notwendig, um die Erkrankung zu erkennen.

Weitere Beeinträchtigungen der Gesundheit, die Sie sicherlich kennen und die von Betroffenen und auch von einigen Ärzten nicht immer mit den Schmerzen in Verbindung gebracht werden, sind ebenfalls FMS-Symptome und damit wichtige Hinweise für die Diagnose. Erst seitdem verstanden wurde, dass auch diese Symptome zur Schmerzerkrankung gehören, gelingt eine zuverlässige Diagnose und reift in der Medizin das Verständnis für die psychologisch-physiologischen Zusammenhänge beim FMS.

Die Medizingeschichte der Fibromyalgie ist eine Abfolge von Erklärungsversuchen und Irrtümern, die heute noch nachwirken.

Eine erste systematische Beschreibung der Fibromyalgie im Jahr 1816 ging davon aus, dass es sich dabei um eine Entzündung des Bindegewebes handele. 1904 vermutete man dagegen eine Faserentzündung und sprach folgerichtig von „Fibrositis“. In den 1930er- und 1940er-Jahren ergänzte man die Entzündungstheorie durch den drucksensiblen Effekt aufgrund vermehrter Zellteilung im schmerzhaften Gewebe (Hyperlapsie) und sprach nun von einer „Fibromyositis“ (Muskelfaserentzündung) oder einem „myofaszialen Schmerzsyndrom“.

Aus dieser Zeit rührt auch die, wie wir heute wissen, falsche Zuordnung des FMS zu den generalisierten Entzündungserkrankungen, auf die der Titel „Weichteilrheuma“ zurückgeht. Zwar wurde bereits in den 1950er-Jahren erkannt, dass auch psychische Belastungen am FMS beteiligt sind, doch bis in die 70er-Jahre hinein hielten viele Experten an der Zuordnung zu den rheumatischen Erkrankungen fest.

Erst in den späten 1980er-Jahren erkannte man, dass Schlafprobleme und chronische Müdigkeit sowie eine depressive Grundstimmung zum Krankheitsbild gehören. Seither setzte sich immer mehr die heute allgemein anerkannte Charakterisierung des FMS als Störung der Schmerzwahrnehmung und Schmerzverarbeitung durch, man spricht heute von einem „chronischen primären Schmerzsyndrom“. Dabei meint „primär“, dass der Schmerz nicht als Symptom auf einen Gewebeschaden zurückzuführen ist oder als ein infolgedessen verstetigter Schmerz entstanden ist (Schmerzgedächtnis), sondern als eigenständige neurologische Erkrankung verstanden werden muss. Ein Schmerzauslöser am Ort des Schmerzempfindens, beispielsweise der Muskeln oder Sehnen, konnte bislang nicht nachgewiesen werden. Erklärungen, die einen solchen Zusammenhang konstruieren oder sich darauf stützen, beruhen mit großer Wahrscheinlichkeit auf einem Irrtum.

Die aktuelle medizinische Leitlinie

Inzwischen kann man die Erkrankung also beschreiben, den Betroffenen kann der Begriff Fibromyalgie als Ursache für ihr Leiden genannt werden. Doch das bedeutet noch nicht, dass man die Erkrankung tatsächlich verstanden hat. Die Vielzahl und Vielfalt der Symptome ergibt leider noch kein einheitliches Bild, um eine „Theorie der auslösenden Ursachen“ (die sogenannte Ätiologie) zu formulieren und den Krankheitsverlauf vorherzusagen. Das ist auch das Fazit der aktuellen medizinischen Leitlinie „Definition, Pathophysiologie, Diagnostik und Therapie des Fibromyalgie-Syndroms“ vom Juni 2017. Darin wurde unter Leitung der Deutschen Schmerzgesellschaft und Mitwirkung von zwölf medizinischen und heilberuflichen Fachgesellschaften sowie von Patientenorganisationen wie der Deutschen Fibromyalgie Vereinigung (DFV) e. V. der aktuelle Wissensstand zum FMS zusammengetragen und diskutiert.

Die Bewertungen und Empfehlungen erstellte dieses Expertengremium nach intensiver Diskussion letztlich im Konsens. Weiterhin strittige Punkte werden ebenfalls ausdrücklich benannt. Für Patienten und Interessierte wurde eigens eine allgemeinverständliche Fassung der Leitlinie formuliert, die weitgehend auf medizinische Fachbegriffe verzichtet. So können Sie und auch mittelbar Betroffene wie Ihre Angehörigen und Ihre behandelnden Ärzte sich anhand spezieller Versionen der Leitlinie zum aktuellen wissenschaftlichen Kenntnisstand über das FMS informieren.

Chronische Schmerzen in mehreren Körperregionen, Schlafprobleme sowie geistige und körperliche Erschöpfung charakterisieren das FMS. Zudem belasten depressive Phasen das Leben vieler Menschen, die mit dieser Erkrankung leben müssen. Dabei betonen die Experten in der Leitlinie, dass die Klassifizierung als psychiatrische oder psychosomatische Erkrankung definitiv falsch ist. Ebenfalls mit „starkem Konsens“ abgelehnt wurden aktuelle Tendenzen, bei der Diagnosestellung das FMS mit einer „anhaltenden somatoformen Schmerzstörung" oder „chronischen Schmerzstörung mit psychischen und somatischen Faktoren" oder „somatischen Belastungsstörung" gleichzusetzen. Der Kommentar zum Konsens verweist auf den derzeit in Deutschland noch aktuellen ICD-10 als Quelle für die irreführenden Alternativformulierungen. Der ICD-11 spricht dagegen eindeutig von einem „chronischen primären Schmerzsyndrom". Das sind Schmerzen in mehreren Körperregionen, die eine erhebliche Beeinträchtigung der Lebensqualität bewirken und zumindest ein halbes Jahr anhalten, für die aber keine körperliche Krankheitsursache gefunden wurde.

Das FMS ist eine Krankheit, die keine sichtbaren Spuren am Körper hinterlässt; dass Sie Fibromyalgie haben, sieht man Ihnen nicht an. Auch eine Betrachtung mit technischen Hilfsmitteln wie Röntgenapparat oder MRT (Magnetresonanztomografie) liefert keine eindeutigen Ergebnisse. Bislang sind keine Laborwerte bekannt, die eine klare Diagnose erlauben. Deshalb kann die Diagnose Fibromyalgie nur als Ausschlussdiagnose gestellt werden. Das heißt, alle anderen Erkrankungen, die vergleichbare Symptome hervorrufen, müssen sich als falsche Diagnose herausgestellt haben. Dieses Vorgehen erfordert viele Untersuchungen und Arztbesuche – wie Sie vielleicht selbst erlebt haben, ist das oftmals ein quälend langwieriges Verfahren. Zudem kann niemand seriös Auskunft darüber geben, wie sich die Beschwerden weiterentwickeln werden. Fibromyalgie ist eine sehr individuelle Erkrankung, mit einer Vielzahl und Vielfalt körperlicher und psychischer Symptome, doch dominant ist der Schmerz.

Auch wenn Fibromyalgie nicht geheilt werden kann, so gibt die Leitlinie Ärzten und Patienten doch eine Vielzahl von Behandlungsmöglichkeiten an die Hand. Grundsätzlich gilt: Die Entscheidung für eine Therapie sollten Arzt und Patient immer gemeinsam treffen.

!

Die aktuelle medizinische Leitlinie nennt eine Vielzahl von Therapieansätzen.

Im Mittelpunkt der Empfehlungen stehen die körperbezogenen Therapien wie Ausdauertraining (Walking, Schwimmen oder Fahrradfahren) sowie ein niedrig dosiertes Krafttraining oder Funktionstraining. Ebenfalls hilfreich können Angebote wie Tai Chi, Yoga oder Qi Gong sein.

Empfohlen werden Patientenschulungen, in denen wichtige Themen rund um die Erkrankung behandelt werden. Wer beispielsweise weiß, wie Schmerzen entstehen und wie man damit umgehen kann, hat den ersten großen Schritt hin zu mehr Lebensqualität getan. Patientenschulungen werden im Rahmen von Reha-Maßnahmen, aber auch in Selbsthilfeverbänden durchgeführt.

Über die Gesprächs- und Verhaltenstherapie hinaus können Entspannungsverfahren wie Autogenes Training oder Progressive Muskelentspannung eingesetzt werden.

Eine zeitlich begrenzte Behandlung mit Medikamenten kann ebenfalls sinnvoll sein. Eines wird jedoch offensichtlich: Die FMS-Therapie erfolgt überwiegend ohne Medikamente – weil die meisten bei Fibromyalgie nicht helfen. Ziel ist weniger die Heilung als eine Linderung der einzelnen Symptome.

Wesentliche Therapiesäulen sind, um es nochmal auf den Punkt zu bringen, Aufklärung, Verhaltenstherapie, sportliche Betätigung sowie das Erlernen von Entspannungstechniken. Es sollen vor allem individuelle Strategien entwickelt werden, die dabei helfen, mit der Erkrankung, insbesondere mit den Schmerzen, gut zu leben. Arzneien wie NSAR, Opioide und andere sollen zurückhaltend eingesetzt werden. Mehr zu diesen Therapieoptionen erfahren Sie in späteren Kapiteln.

!

Ärzte sprechen vom Fibromyalgie-Syndrom, Erkrankte selbst zumeist von Fibromyalgie.

Aus Sicht der Mediziner ist das Krankheitsbild eine Collage spezifischer Symptome, wobei nicht jeder Betroffene alle Symptome zeigt und deren Bedeutung für den individuell empfundenen Leidensdruck variieren kann. So repräsentiert jeder Patient eine eigenständige Komposition von FMS-Symptomen. Aufgabe

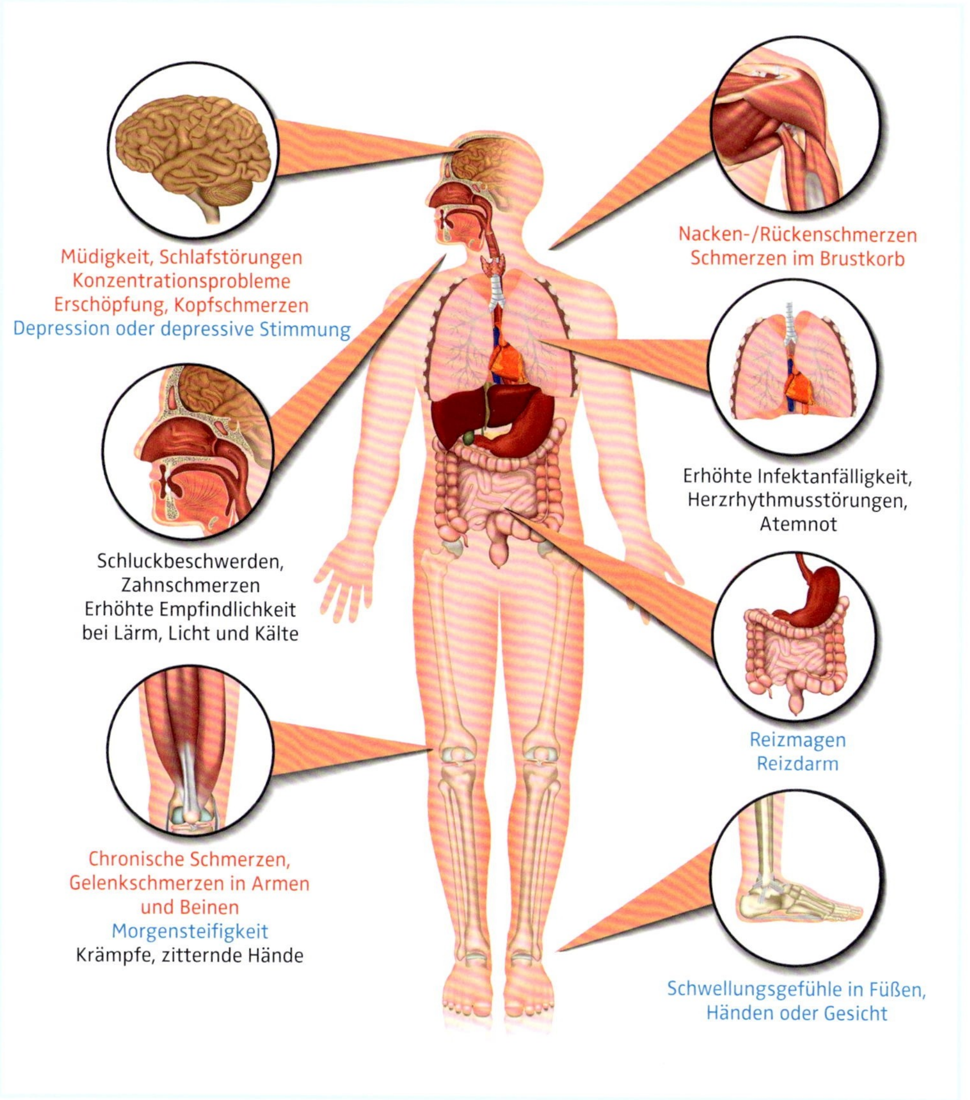

Häufig auftretende Symptome bei Fibromyalgie.

Rot = Hauptsymptom, Blau = Nebensymptom, Schwarz = mögliche zusätzliche Symptome

des Arztes ist es, auf dieser Grundlage eine Diagnose zu stellen. Unter den Anforderungen einer Ausschlussdiagnose ist dazu der Blick auf die Vielfalt möglicher Symptome notwendig, die gemeinsam ein Krankheitsbild ergeben. Deshalb sprechen Ärzte vom Fibromyalgie-Syndrom.

!

Allen Fibromyalgie-Betroffenen gemeinsam ist die Belastung durch den Dauerschmerz.

Für die Betroffenen sind dagegen die persönlich erlebten Symptome ausschlaggebend, nicht die beim FMS möglichen. Insofern können Erkrankte genaue Aussagen über ihre Fibromyalgie machen – im Gespräch mit anderen Patienten sollten sie aber genau diesen Umstand berücksichtigen: Fibromyalgie ist eine individuelle Erkrankung, die sich bei anderen Menschen ganz anders darstellen kann als bei einem selbst. Allen Betroffenen gemeinsam ist aber die Belastung durch den Dauerschmerz.

Ein Blick in die Zukunft: Fibromyalgie im ICD-11

Der aktuell zur Diagnose und zur Abrechnung mit den Krankenkassen genutzte ICD-10 (International Classification of Diseases) listet Fibromyalgie mit dem Code M79.7 unter der Kategorie „Sonstige Krankheiten des Weichteilgewebes, anderenorts nicht klassifiziert". Damit wird der Fokus der Ärzte auf den Ort des Schmerzempfindens gelenkt. Experten sind Rheumatologen, Orthopäden sowie Allgemeinmediziner und Hausärzte, seltener auch Neurologen.

Am 1. Januar 2023 hat die Weltgesundheitsorganisation WHO den ICD-11 als international gültigen Diagnoseschlüssel eingeführt. Darin wird unter der Codierung MG30 die Erkrankung Fibromyalgie als „chronisches primäres Schmerzsyndrom" klassifiziert. Damit wird der Dauerschmerz als eigenständige Erkrankung (und nicht als Folge oder Symptom eines Körperdefekts) definiert und das FMS als neurologische Erkrankung verstanden. Für die Versorgung der Patienten sind zukünftig vorrangig Neurologen und Schmerztherapeuten, Experten für multimodale Schmerztherapie sowie Allgemeinmediziner und Hausärzte zuständig.

▶▶

Bis der internationale Diagnoseschlüssel ICD-11 hierzulande eingeführt wird, vergehen sicherlich noch einige Jahre. Beim letzten Wechsel vom ICD-9 auf den ICD-10 lagen zwischen der Revisionskonferenz 1989 und der verbindlichen Gültigkeit in Deutschland 1998 immerhin fast neun Jahre. Womöglich erzwingt oder ermöglicht die Digitalisierung im Gesundheitswesen diesmal eine raschere Umstellung auf den neuen ICD; andererseits könnte auch die enge Verflechtung des Diagnoseschlüssels mit der Kostenerstattung für Arzneimittel (Rabattverträge) und der Vergütung von Leistungserbringern (Kliniken, Ärzte, Therapeuten), die Umstellung verzögern. Sicher ist aber: Früher oder später wird die Neuklassifikation der Fibromyalgie im ICD-11 das medizinische Verständnis der Fibromyalgie bestimmen. Das wird den Blick der Ärzte auf Menschen mit Fibromyalgie verändern. Das wird auch das Selbstbild von Menschen mit Fibromyalgie verändern.

Fibromyalgie beginnt unauffällig. Schlafstörungen, Motivationsschwierigkeiten, Konzentrationsschwankungen und wiederkehrende Magen-Darm-Probleme werden oftmals als Stress-Symptome gedeutet. Die Interpretation scheint auf den ersten Blick auch schlüssig zu sein, denn Menschen mit Fibromyalgie gelten als besonders stresssensibel. Erste Schmerzschübe treten als vorübergehende Episoden auf, bis sie sich zu chronischem Dauerschmerz verdichten. Diese zunehmend quälende Entwicklung kann sich über mehrere Jahre hinziehen. Die Mehrzahl der Fibromyalgie-Betroffenen empfindet dann den Schmerz als dominantes Symptom. Drängt sich der Schmerz nicht in den Vordergrund, sondern liegen eine Magen-Darm-Reizung, Schlafprobleme, Antriebslosigkeit oder Angst und depressive Stimmung im Fokus, wird die korrekte Diagnose „Fibromyalgie" oftmals übersehen.

Fibromyalgie kann folgende Beschwerden umfassen:

- anhaltende Schmerzen in mehreren Körperregionen, vorrangig, aber nicht ausschließlich an den sogenannten „Tender Points"
- Schmerzorte und Schmerzintensität können sich von Tag zu Tag verändern
- Schlafprobleme und stark schwankende Schlafqualität
- Müdigkeit am Tag, Antriebslosigkeit, Motivationsprobleme und Konzentrationsschwierigkeiten; Erholungsphasen sind ungewöhnlich lang
- Wassereinlagerungen (Ödeme) in den Händen, Füßen oder dem Gesicht erzeugen ein Spannungsgefühl
- Morgensteifigkeit der Muskulatur und in den Gelenken
- Reizmagen, Reizdarm und Reizblase erzeugen ein ständiges Unwohlsein und schränken die Bewegungsfreiheit stark ein
- Trockenheit und Überempfindlichkeit der Schleimhäute erhöhen die Verletzungsgefahr und bewirken ein sehr lästiges Missempfinden
- allgemeines unbestimmtes Angstgefühl und Neigung zu depressiver Verstimmung
- Stress kann die Symptome verstärken

Schmerzen verstehen und besser mit ihnen umgehen

!

Helfen kann ein rationaler Umgang mit Schmerzen.

Schmerzen können Menschen in die Verzweiflung treiben. Bei Schmerzen, deren Ursache man nicht erkennen kann, ist diese Gefahr besonders groß. Man kann den Schmerzauslöser nicht meiden oder sich schmerzlindernd verhalten. Helfen kann dagegen ein rationaler Umgang mit dem Phänomen „Schmerz". Wenn Sie Funktion, Entstehung und Verarbeitung bis hin zu den psychologischen Folgen verstehen, verändert sich zwar Ihr

Schmerzempfinden nicht, es ermöglicht Ihnen aber eine souveräne Beurteilung, mit der die Angst vor dem „Schmerz ohne Ursache“ kleiner wird.

Die Schutzfunktion von Schmerz

Es gibt eine Vielzahl sinnvoller Schmerz-Alarmzeichen, beispielsweise rumort und krampft bei Vergiftungen der Darm oder gezerrte Muskeln mahnen zur Schonung. Auch Entzündungen an Zähnen oder intensiver Alkoholgenuss machen sich durch Schmerz bemerkbar.

Schmerzen sind stets eine unangenehme oder quälende Empfindung, doch für die Gesundheit sind sie – wie anhand der Beispiele deutlich wurde – unverzichtbar. Sie informieren über Verletzungen und aktivieren einen abrupten Wegziehreflex oder motivieren nachhaltiges Schonverhalten. Schmerzort und Schmerzintensität bestimmen, wie das Gehirn die Schmerzursache wahrnimmt. Eine geeignete Reaktion verringert den Schmerz und schützt den Körper vor weiterem Schaden.

Akuter Schmerz ist unangenehm, aber biologisch notwendig. Menschen, denen aufgrund eines genetischen Defekts oder einer Stoffwechselerkrankung solche alltäglichen Schmerzerlebnisse fehlen, erfahren keine Warnsignale, wenn der Körper von außen verwundet oder aufgrund einer akuten inneren Reizung alarmiert wird, wenn eine Entzündung das Gewebe reizt oder ein Bewegungsschmerz die Überlastung der Muskulatur anzeigt. Gänzlich schmerzunempfindliche Menschen mit dem sehr seltenen CIPA-Syndrom und manche vermindert schmerzsensible Zuckerkranke mit diabetischem Fuß erleiden deshalb erhebliche Verletzungen, die sie nicht bemerken. Die Folge sind massive Körperschäden, die oft Amputationen notwendig machen.

Körperliche Reaktionen auf Schmerz

Die schnellste Reaktion auf Schmerz ist der Wegziehreflex (sogenannter Spinalreflex oder nozizeptiver Reflex). Er verläuft in drei Schritten:

1. Spezielle Schmerzrezeptoren im Gewebe werden durch einen Reiz, beispielsweise eine mechanische Verletzung wie das Einklemmen eines Fingers oder eine Verbrennung aktiviert.
2. Diese leiten den Reiz über Nervenknoten direkt über die für Bewegung zuständigen Nervenfasern (Motoneuronen) des Beugemuskels an den entsprechenden Körperteil weiter.
3. Dort lösen sie ein Zusammenziehen des Muskels aus, also z. B. das Wegziehen der Hand.

!

Die schnellste Reaktion auf Schmerz ist der Wegziehreflex.

Das Gehirn ist an dieser unwillkürlichen Reaktion auf einen Schmerzreiz gar nicht beteiligt. Deshalb kann der Reflex auch nicht unterdrückt werden, wenn der Schmerz überraschend auftritt.

Für eine kontrollierte Reaktion auf den Schmerz wird die Information an das Gehirn weitergeleitet. Nehmen wir einmal als Beispiel, dass Sie sich den Fuß an einem Stein anstoßen: Gemeinsam mit der optischen Information (Auge), der akustischen (Ohr), olfaktorischen (Nase) und haptischen (Haut, Berührung) wird die Schmerzinformation genutzt, um ein aktuelles Bild der Gesamtsituation zu erstellen. Dabei dienen Erfahrungen und Erinnerungen als Vorlage. Das Auge z. B. „sieht" im eigentlichen Sinn keinen Stein, sondern lediglich eine grau abgegrenzte Struktur. Er wird erst im Gehirn zu einem Stein: Im Kontext einer Wiese mit bunten Blumen im Gras und dem besonderen Duft erkennt das Gehirn zuverlässig einen kleinen Felsen. Schmerzt der Fuß beim Anstoßen, unterstützt diese Information die Interpretation des Gehirns und kann die Schmerzursache identifizieren.

Jede Wahrnehmung ist eine Interpretation des Gehirns auf Grundlage der Sinneseindrücke. Schmerz ist eine dieser Informationsquellen. Die Reaktion auf eine bereits vertraute schmerzauslösende Situation ist daher besonnener als bei einem bislang unbekannten schmerzhaften Erlebnis. So haben Schmerzen beim Spazieren einen höheren Alarmeffekt als beim Fußballspielen: Wer sich um den Ball balgt, rechnet mit Blessuren. Die große Begeisterung und körperliche Anstrengung, aber auch der Wundschock bei akuten Verletzungen senken die Schmerzsensibilität. Das ist biologisch sinnvoll, denn im engagierten Spiel haben leichte Schmerzen keinen relevanten Informationswert, das gehört einfach dazu. Beim gemächlichen Gehen dagegen genügen sehr viel geringere Belastungen, um ein alarmierendes Schmerzniveau zu erreichen.

Aus Sicht des erkennenden Gehirns gehört der Körper bereits zur Außenwelt. Rumoren in Magen und Darm ist eine wichtige Information darüber, wie wenig sich beispielsweise das soeben Verzehrte als Nahrungsmittel eignet. Aussehen, Geruch und Geschmack werden als Warnsignal abgespeichert und dienen zum

Aufbau einer Nervenzelle.

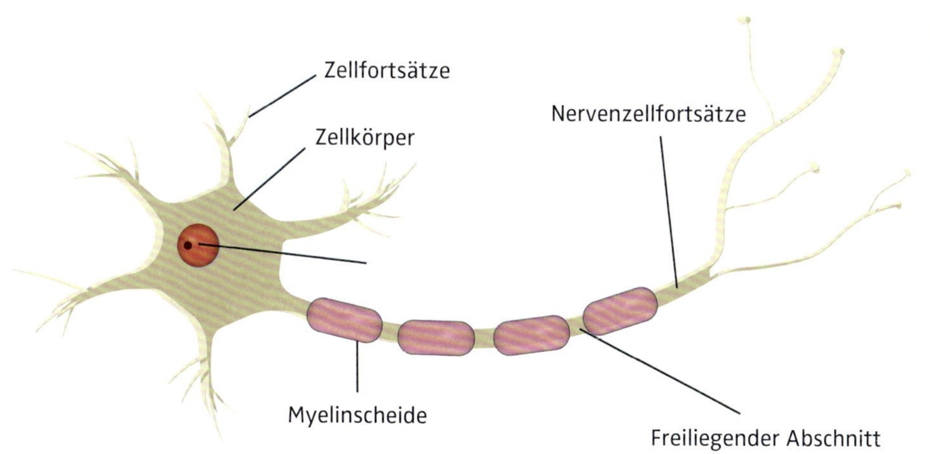

Schutz vor zukünftigen Schäden. Deswegen ist es ein wichtiges Signal, wenn man bestimmte Lebensmittel oder Nahrungsbestandteile „einfach nicht mag“: Die Unverträglichkeit wurde gelernt, ohne dass man sich dessen bewusst ist.

Emotionale Reaktionen auf Schmerz

Besonders effektiv ist diese Erinnerung an Schmerzsituationen, wenn starke Emotionen beteiligt waren, wie Angst oder Furcht. Angst ist ein diffuses Gefühl der Bedrohung. Furcht wird dagegen von einer ganz konkreten Ursache ausgelöst. Man ängstigt sich, fürchtet sich aber vor etwas. Dementsprechend wirken bestimmte Situationen angstauslösend. Auch bestimmte Geräusche können Angst hervorrufen. In Kino- oder Fernsehfilmen macht man sich diesen Effekt zunutze, um die Dramatik zu steigern. Dunkelheit in fremder Umgebung, Schatten, in denen sich Gefährliches verbergen könnte, ein Knacken oder Rascheln lässt die Anwesenheit von Unbekanntem vermuten, schrille Musik im Rhythmus eines hektischen Herzschlags verstärkt die allgemeine Anspannung. Im Gegensatz dazu ist Furcht rational begründbar und orientiert sich an der Wirklichkeit: Die Auslöser lassen sich konkret benennen. Beide Emotionen versetzen Körper und Geist in Alarmzustand.

Wie der Körper mit Stress umgeht

!

Angst und Furcht sicherten uns das Überleben.

Der Psychologe, Neurowissenschaftler und Mitbegründer der biologischen Emotionsforschung Prof. Dr. Joseph LeDoux von der University of New York formuliert es anschaulich: „Sobald man sich in Gefahr befindet, reagiert man schon. Die Evolution denkt für dich.“

Nun kann die Evolution letztlich nicht wirklich denken. Richtig ist aber, dass schon die Vorgängerspezies des modernen Homo sapiens Angst und Furcht kannten. Zumeist überlebten die Individuen, die angemessen darauf reagierten. Ganz einfach: Wer nicht kompetent reagierte, starb früher. Wer alles Ungewohnte als Gefahr wahrnimmt, geht am Dauerstress zugrunde, und wer eine tatsächliche Gefahr ignoriert, lebt nicht lang genug, um sein Erbgut weiterzugeben. Wir sind Nachfahren der Erfolgreichen und repräsentieren deren evolutionär bewährte Strategien. Insofern können wir von Natur aus mit Angst und Furcht umgehen.

An der kompetenten Reaktion sind zwei zentrale Regulationssysteme beteiligt, das limbische System im Gehirn und das vegetative Nervensystem. Beide sind stammesgeschichtlich sehr alt und bei allen Säugetieren zu finden. Sie sind miteinander verknüpft und beeinflussen sich wechselseitig.

Dauerstress macht schmerzempfindlich

Das limbische System im Gehirn reguliert die emotionale Grundstimmung und das Triebverhalten, indem hier die Informationen der Sinnesorgane zusammengeführt und unter Rückgriff auf Erinnerungen interpretiert werden. Wird eine Situation als bedrohlich wahrgenommen, erfolgt die Reaktion unmittelbar: Angriff oder Flucht. Die Frage, ob es sich dabei um ein kluges oder angemessenes Verhalten handelt, wird erst anschließend, in einem zweiten Schritt, über die Großhirnrinde analysiert und das Verhalten gegebenenfalls angepasst. Dazu ein Beispiel: Man glaubt, auf der Wiese eine Schlange zu sehen, erschrickt und springt zurück. Die Amygdala im limbischen System hat ganze Arbeit geleistet, denn dieser Reflex entscheidet über Leben und Tod. Wenn sich dann bei näherem Hinsehen herausstellt, dass es sich nur um einen Gartenschlauch handelt, hat sich die Großhirnrinde eingeschaltet und festgestellt, dass es sich um einen Fehlalarm handelte – man kann sich wieder beruhigen.

Der Neurowissenschaftler LeDoux ist sich sicher, dass erst die Rückkopplung mit den rationalen Entscheidungszentren eine bewusste Angstempfindung möglich macht.

Das limbische System beeinflusst auch, wie wir Schmerzen wahrnehmen, da die Einstellung der emotionalen Grundstimmung über die situationsabhängige Abgabe körpereigener Glückshormone (Endorphine) erfolgt, die auch schmerzstillend wirken. Das heißt, wenn wir uns nicht geborgen fühlen und wenig Zärtlichkeit erfahren, schüttet unser Körper weniger Endorphine aus und die die Schmerzsensibilität steigt.

!

Dauerstress, beispielsweise durch Probleme in der Partnerschaft oder im Beruf, verändert die emotionale Grundstimmung.

Dauerstress, beispielsweise durch Probleme in der Partnerschaft oder im Beruf, verändert die emotionale Grundstimmung. Zudem hemmt das Stresshormon Cortisol genau die Strukturen des limbischen Systems, über die das Gedächtnis korrigierend auf das Verhalten wirkt: Die rationale Korrektur wird behindert. Unter Dauerstress ist man folglich immer weniger in der Lage, Emotionen zu kontrollieren, wodurch die Wahrscheinlichkeit für stressauslösende Situationen wächst und psychische und psychosomatische Störungen sich häufen. Dauerstress fördert also nachhaltig unreflektiertes Verhalten, das dann auch noch mit einer erhöhten Schmerzsensibilität einhergeht.

Andauernde Anspannung macht krank

Das vegetative Nervensystem arbeitet unwillkürlich, ohne Kontrolle des Bewusstseins. Sympathikus und Parasympathikus regeln als Gegenspieler (Antagonisten) die innere Anspannung, die Aktivitätsbereitschaft und Reaktionsfähigkeit des Körpers:

- Erlaubt uns die aktuelle Lebenssituation Ruhe und Entspannung, ist das parasympathische System zuständig. Es ist bei der Nahrungsaufnahme und beim Verdauen oder beim Faulenzen und Nichtstun aktiv.
- Das sympathische System versetzt den Körper in Aktionsbereitschaft. Es ist aktiv bei intensiver Anstrengung, bei Gefahr, aber auch bei positiv anregender Stimulation.

!

Das vegetative Nervensystem reguliert Organe, die nicht bewusst gesteuert werden können.

Das vegetative Nervensystem reguliert Organe, die nicht bewusst gesteuert werden können, und passt deren Aktivität den aktuellen Erfordernissen an. Der natürliche Normalzustand ist entspannte Ruhe. Dann ist das parasympathische System aktiv, die Körperfunktionen fokussieren auf Faulenzen und Verdauen. Der geringe Energiebedarf erlaubt lange Phasen ohne die riskante Mühe, Nahrung zu sammeln oder zu jagen.

Ist Aktivität notwendig oder besonders attraktiv, droht Gefahr oder lockt Genuss, wird dagegen das sympathische System aktiv. Die Körperfunktionen wechseln von träger Genügsamkeit zu wacher Anspannung. Dabei kann der Auslöser bedrohlich oder besonders interessant sein. Das alarmierende Rascheln im Gebüsch kann auf jagdbare Beute oder einen lauernden Gegner hinweisen. In jedem Fall ist maximale Reaktionsbereitschaft notwendig. Der Körper stellt sich darauf ein und erhöht die Effektivität der Sinnesorgane und die innere Anspannung.

Hier finden Sie die Wirkungen des vegetativen Nervensystems noch einmal zusammengefasst:

ORGAN	SYMPATHIKUS	PARASYMPATHIKUS
Auge/Pupillen	weiten	verengen
Mund/Speichelfluss	reduziert	erhöht
Lunge/Bronchien	geweitet	verengt
Herz/Schlagfrequenz	erhöht	reduziert
Herz und Adern/Blutdruck	steigt	sinkt
Magen und Darm*	inaktiv	bei Bedarf aktiv
Gallenblase*	inaktiv	bei Bedarf aktiv
Nebenniere	aktiv, Ausschüttung von Adrenalin, Noradrenalin	keine Reaktion
Haut/Schweißdrüsen	aktiv	inaktiv
Harnblase	entspannt	zieht sich zusammen (entleerungsbereit)

* Der Magen-Darm-Trakt wird über das enterische Nervensystem gesteuert. Es arbeitet unabhängig vom Gehirn, wird aber durch Signale von Sympathikus und Parasympathikus beeinflusst.

Hält ein hohes Anspannungsniveau länger an, weil Auslöser ohne Unterlass einwirken, entsteht Stress:

- Eustress, wenn es positive Reize sind wie engagiertes Spiel, Aussicht auf soziale Anerkennung, Flirten oder Erleben konkreter Glücksmomente
- Disstress bei negativen Reizen oder bedrohlichen Auslösern wie sozialer Aggression oder Isolation, Überforderung oder akuter Gefahr

Eustress erhöht die Aufmerksamkeit und fördert die Leistungsfähigkeit, ohne zu schaden, auch wenn er häufig und nachhaltig auftritt. Auch Disstress wirkt zunächst aktivierend und motivierend. Erst wenn die Auslöser länger einwirken oder unmittelbar ein Gefühl der Überforderung, Hilflosigkeit und Ausweglosigkeit hervorrufen, sinken Aufmerksamkeit und Leistungsfähigkeit. Damit schwindet auch die Aussicht auf aktive Beseitigung und Bewältigung der Distress-Ursachen. Es entsteht eine enorme emotionale und mentale Belastung mit schwerwiegenden Folgen für die Gesundheit.

Diese Disstress-Eskalation ist gemeint, wenn von Stress gesprochen wird. Typische Folgen für die Gesundheit sind Rücken- und Gelenkschmerzen, Kopfschmerzen, Bluthochdruck, Magen- und Darmreizung, Hautausschlag, Erschöpfung, Depression, Schlafstörungen und Aggressivität sowie eine wachsende Neigung zu gesundheitsgefährdendem Verhalten wie Rauchen und Alkoholkonsum.

Soziale Konflikte lösen Dauerstress aus

!

Soziale Konflikte können großen Stress auslösen.

Um die Evolution der körperlichen Reaktionen auf Stress, Angst und Furcht anschaulich darzustellen, wird oftmals das Bild vom lauernden Löwen im Gebüsch oder von der Schlange im hohen Gras unmittelbar vor den eigenen Füßen bemüht. Solche Szenarien sollen uns zeigen, dass der Stärkere und Schnellere bessere

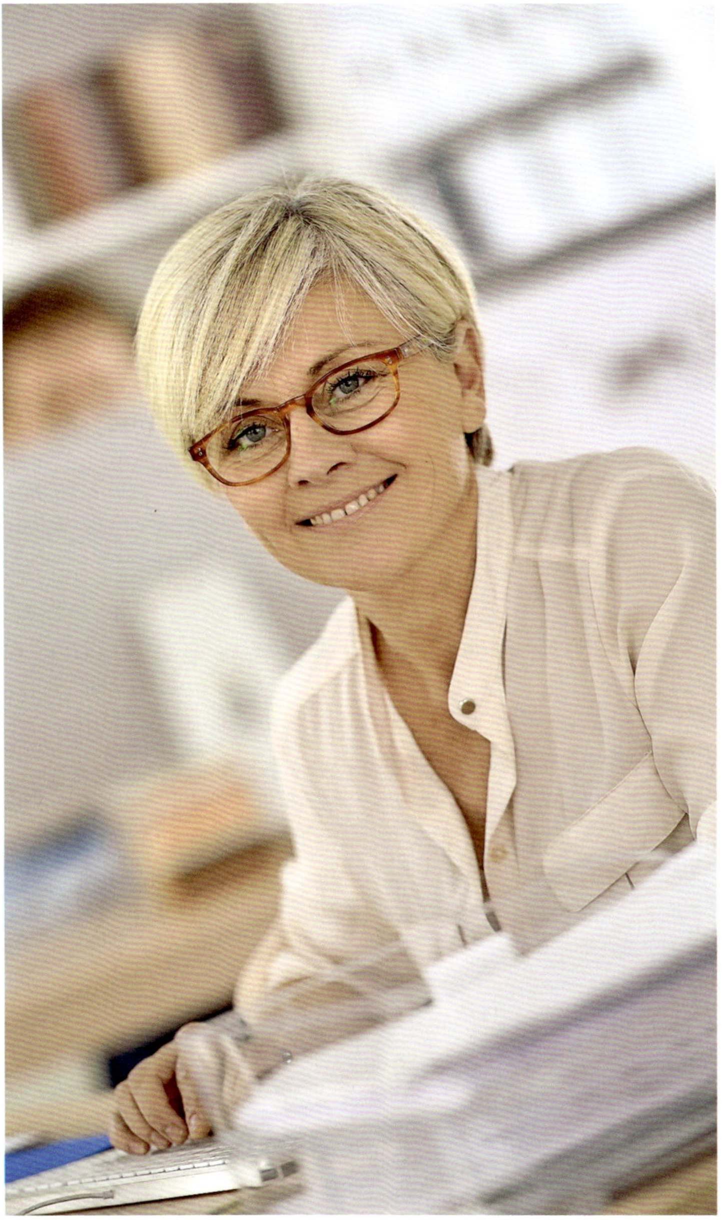

Ein gutes Miteinander und eine entspannte Einstellung zur Arbeit vermeiden, dass sozialer Stress entsteht.

Überlebenschancen hatte und letztendlich die Fähigkeiten der heute lebenden Menschen prägte.

Doch die evolutionär besonders wirkmächtigen Selektionsfaktoren beruhen nicht auf Räuber-Beute-Beziehungen, sondern sind sozialer Natur. Unter Primaten und unter frühen Menschengemeinschaften ging das größte Risiko von den Artgenossen bzw. Mitmenschen aus: Je enger die soziale Beziehung uns aneinander bindet, desto größer ist auch die gegenseitige Verletzbarkeit. Dabei besteht besonders große Gefahr vonseiten stärkerer Gruppenmitglieder. Forschungen zeigten, dass bei der direkten Konkurrenz um Nahrung oder die Nähe zu attraktiven Sozialpartnern Streitereien eskalieren können.

Die Anwesenheit ranghoher, körperlich überlegener oder besonders aggressiver Individuen wirkt also als Stressauslöser. Das war nicht nur in der „Urhorde“ so, sondern dieses Muster wirkt bis heute fort: Der jähzornige Chef im Büro, der Drängler im Auto hinter uns, selbst abstrakte Dinge wie eine Terminarbeit, die unbedingt fertig werden muss – es gibt unzählige Beispiele. Und weil wir in einer Zivilisation leben, in der wir uns bestimmte Regeln gegeben haben, können wir nicht einfach zur offenen Auseinandersetzung schreiten, sondern leiden stattdessen lieber still, haben eine stressintensive Zeit und erkranken schließlich häufig an den typischen Symptomen: Herz-Kreislauf-Beschwerden, Nervosität, Schlafproblemen.

!

Wenn bei einer Attacke Unterstützung oder Aufmunterung durch andere ausbleibt, kann das zu sozialer Isolation führen.

Sozialkonflikte wirken indirekt. In früher Jugend sind die Querelen mit den Eltern eine alltägliche Stressquelle. Das ist kein modernes Phänomen, sondern lässt sich in allen Kulturen der Menschheit und sogar bei heranwachsenden Primaten beobachten. Indirekte Sozialkonflikte können in allen Lebensphasen auftreten. Eine Extremsituation ist der drohende Ausschluss aus der Gruppe: Ohne den Schutz der anderen erhöhte sich in archaischer Zeit das Risiko, Opfer von Raubtieren oder feindselig gesinnten anderen Menschen zu werden, erheblich. Und die Wahrscheinlichkeit sank, ausreichend Nahrung zu finden oder einen sicheren Ruheplatz nutzen zu können. Daher wirkte bereits die Androhung von sozialer Ausgrenzung oder eine Lockerung sozialer Bindungen alarmierend. Wenn etwa bei einer ungerechten, grundlosen oder eskalierenden Attacke die Unterstützung oder Aufmunterung durch andere ausbleibt, ist das schon eine Vorstufe der sozialen Isolation.

Diese Sensibilität hat sich beim modernen Menschen erhalten. Soziale Ausgrenzung ist, in Anlehnung an einen Begriff aus der Verhaltensforschung, heute als „Mobbing“ bekannt: Wird man geärgert, schikaniert, gemieden oder gar ausgegrenzt, hat das Folgen für die Psyche. Ebenso kann die intensive und aktive Nutzung von Online-Kommunikation über soziale Medien Menschen mit Fibromyalgie so sehr unter sozialen Stress setzen, dass sich der Schmerz und andere Symptome verstärken.

Der Aufbau und die Pflege von innigen persönlichen Bindungen, die Vertrautheit, Vertrauen und Sicherheit bewirken, benötigen Zeit für Gespräche und wechselseitige Unterstützung. Ein Vergleich der Gehirnkomplexität sozialer Säugetiere ergab, dass Menschen ein Netzwerk von 100 bis 250 Verwandten und Freunden managen können (die sogenannte Dunbar-Zahl). Dabei gilt es sorgsam abzuwägen, wem wie viel Zeit gewidmet wird. Nur selten bedenken wir mehr als zwanzig Sozialpartner regelmäßig mit nennenswerten Zeitbudgets, und hier tun wir gut daran zu überlegen, wem wir wirklich unsere Zeit schenken möchten: nämlich am besten den Zuverlässigen, denen wir vertrauen können. So reduzieren wir unser Stressrisiko.

Ein gutes Miteinander senkt das Stresslevel

So ist ein schlecht gelaunter Chef keine kurzzeitige Bedrohung, der man durch Flucht ausweichen kann: Man sieht ihn schließlich am nächsten Arbeitstag wieder. Gegen die übermächtige Wirkung hochrangiger Sozialpartner hilft jedoch ein solides, belastbares Netzwerk von Unterstützern. Nicht, um sich zu verteidigen, sondern um Solidarität und Aufmunterung zu erfahren. Diese „mentalen Streicheleinheiten" entsprechen der Fellpflege der Primaten, auch Grooming genannt, und haben auch denselben physiologischen Effekt: Die Konzentration der Stresshormone sinkt, und das beruhigende Hormon Oxytocin (auch als „Kuschelhormon" bekannt) wird ausgeschüttet. Damit wir auf diesen positiven Effekt nicht verzichten müssen, falls es einmal ernst werden sollte, sind enge und gute Sozialbeziehungen nötig.

!

Oft entsteht Stress nicht durch äußere Einflüsse, sondern durch Druck, den man sich selber macht.

Oftmals entsteht Stress nicht durch äußere Einflüsse, sondern durch Druck, den man sich selber macht. Menschen mit lässiger Einstellung zur eigenen Arbeit empfinden selten Stress. Perfektionisten gelingt es dagegen kaum, eine Arbeit termingerecht fertigzustellen, die ihren Ansprüchen genügt. Selbstbewusste und selbstgerechte Menschen empfinden nur selten sozialen Stress, emotionale Menschen mit hohem Bedarf nach Anerkennung und Bestätigung sind leicht verletzlich und sozial gestresst.

Wie Stress und Schmerz zusammenhängen

Der Fibromyalgie-Dauerschmerz kann eine sehr hohe Intensität erreichen und damit die Fähigkeit und Bereitschaft zur Bewegung beeinträchtigen sowie die Lebensqualität massiv einschränken. Der Schmerz kann plötzlich einschießen oder langsam ansteigen, dabei durch den Körper wandern und anderntags fast verschwunden sein. Auf sehr schlechte Tage folgen auch immer wieder einmal bessere Tage, ohne dass man das beeinflussen könnte. Diese Unvorhersehbarkeit weckt das Gefühl, den Schmerzen ausgeliefert zu sein. Das erhöht den Stress und damit wieder das Schmerzrisiko.

Auch die Schmerzerfahrung beeinflusst die Wirkung von Schmerz als sogenannter Stressor, das heißt, als stressauslösender Faktor. Darf darauf vertraut werden, dass auf den „Schmerzensschrei" unmittelbar Hilfe, Schmerzlinderung und soziale Tröstung folgt, so alarmiert der Schmerz das Gehirn, löst aber noch keinen Stress aus. Ist dagegen ein akuter Schmerz erfahrungsgemäß Auftakt zu weiteren Schmerzen, ist statt Trost nur soziale Zurücksetzung oder gar Demütigung zu erwarten, wirkt Schmerz zuverlässig stressauslösend.

Eine von Gewalterfahrungen geprägte Kindheit gilt als erhebliches Risiko für Schmerz-Stress-Eskalationen. Zumeist kommt ein Gefühl der Schutz- und Hilflosigkeit dazu, das die Erwartung weiterer oder noch schlimmerer Schmerzen zur Gewissheit verdichtet, auch „Katastrophisierung" genannt. Der Schmerz hat dann seine biologische Qualität als Teil der sinnlichen Umweltinformation zur Konstruktion eines möglichst präzisen Bildes der Welt eingebüßt und nur noch wenig mit der Realität zu tun.

Dauerstress führt zu chronischen Schmerzen

Etwa sechs Millionen Menschen in Deutschland (das sind rund acht Prozent der Bevölkerung) leben mit monate- oder jahrelang andauernden Schmerzen. Sie spüren Schmerzen, obwohl kein akuter Reiz die Schmerzinformation auslöst. Ursache ist oft ein zurückliegendes, lang anhaltendes Schmerzerlebnis. Solche Dauerreize erzeugen am Schmerzort lokale Entzündungen, die das umliegende Gewebe besonders schmerzsensibel machen. Ein neuer oder wiederholter Schmerzreiz an dieser Stelle löst ein übernormal starkes Schmerzempfinden aus.

!

In Deutschland leben viele Millionen Menschen mit Dauerschmerzen.

Gleichzeitig verändert sich auch die Verschaltung und Weiterleitung der Schmerzen im Rückenmark. Neben dem konkreten Schmerzort werden auch benachbarte Körperregionen in den Schmerzalarm mit erhöhter Schmerzsensibilität einbezogen. Damit erweitert sich der Schutz durch Schonung auf funktionell angebundene Körperregionen, die der Schmerzreiz nicht direkt traktiert: Sie werden ebenfalls ruhiggestellt und geschützt, dadurch steigt die Chance auf zügige Heilung.

Verstärkt wird der Effekt durch eine Veränderung der Botenstoffe in den Nervenzellen. Nun werden auch die Signale aus Zellen, die nicht Schmerzreize, sondern Berührungen registrieren, als Schmerzinformation zum Gehirn weitergeleitet. Die Folge: Zartes Streicheln wird als schmerzhaft empfunden. Auch hier ist die ursprüngliche biologische Funktion Schonung der vermeintlich verletzten Körperregion. Hält so eine großräumige Reizung mit erhöhter Schmerzsensibilität über einen langen Zeitraum an, steigt auch die Wahrscheinlichkeit für eine wiederholte Aktivierung. Je größer die besonders sensible Körperregion ist und umso länger die empfindliche Phase anhält, desto größer ist das Risiko.

So wird aus Schmerz chronischer Schmerz.

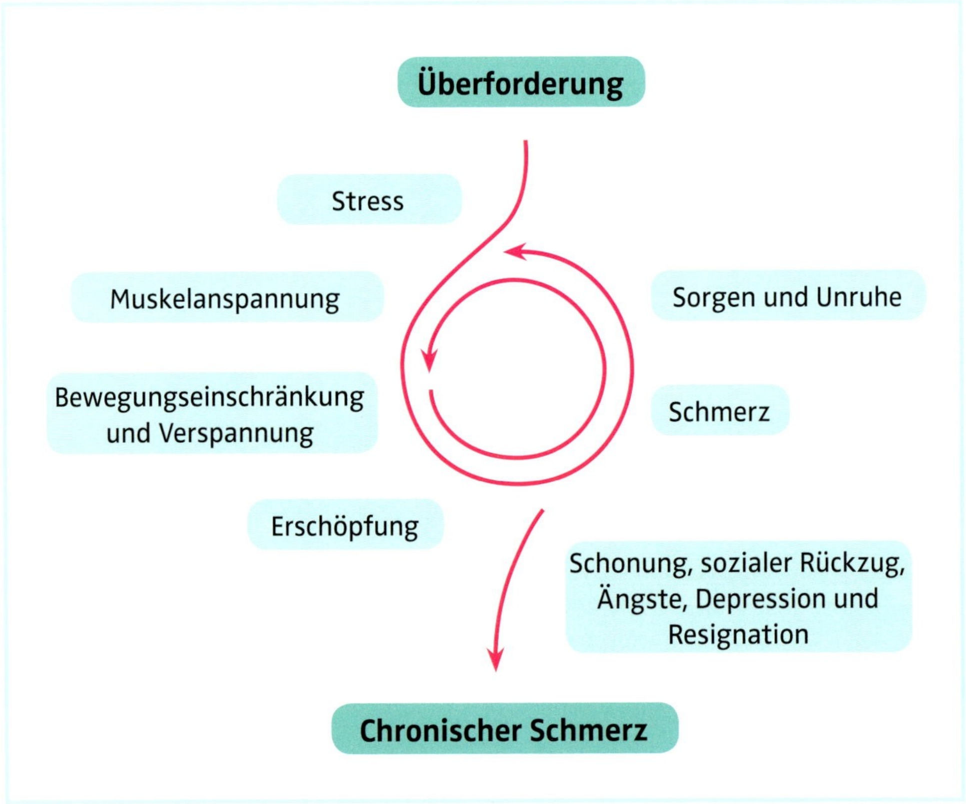

Andauernder Schmerz und Stress verändern auch das Gehirn. Es bleibt andauernd in Alarmbereitschaft, die Sensibilität für Umweltinformationen aus den Sinnesorganen und für Schmerz bleibt dauerhaft hoch. Dass es sich dabei um eine allgemeine Stressreaktion handelt, verdeutlichen hoher Blutdruck, rascher Puls, tiefe Atmung und kräftige Muskelspannung.

!

Andauernder Schmerz und Stress verändern auch das Gehirn.

Ärzte sprechen von chronischem Schmerz, wenn die Beschwerden länger als drei Monaten anhalten und den Betroffenen psychisch oder körperlich beeinträchtigen. Im Gegensatz zu akuten Schmerzen sind chronische Schmerzen ein eigenständiges Krankheitsbild. Sie sind eine Schmerzerkrankung, bei der sich andauernder Schmerz, Anspannung und Stress gegenseitig verstärken.

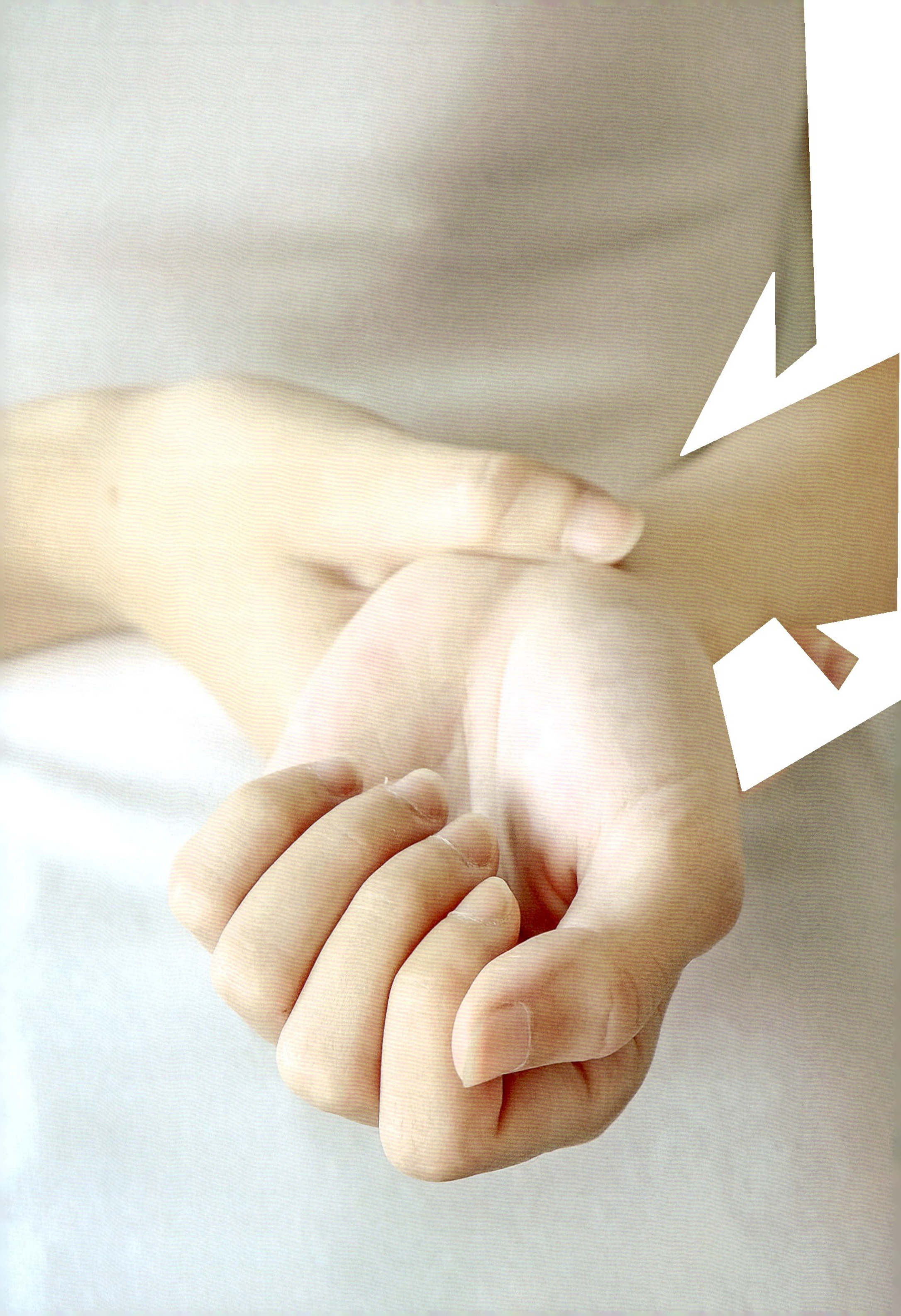

SYMPTOME UND DIAGNOSE – SO INDIVIDUELL WIE DER MENSCH

Sie haben schon gelesen, dass eine Fibromyalgie sich bei jedem Menschen auf andere Weise ausprägt. So unterschiedlich das Krankheitsbild ausfallen kann, viele Symptome sind jedoch bei allen Betroffenen gleich. Welche das sind und wie sie sich äußern können, lesen Sie in diesem Kapitel.

Die Symptome – bei jedem etwas anders

Die aktuelle medizinische Leitlinie „Fibromyalgie-Syndrom: Definition, Pathophysiologie, Diagnostik und Therapie" bezeichnet das FMS als zentrale Schmerzsensibilisierung aufgrund der Veränderung zentraler und peripherer Schmerzverarbeitung. Einfacher ausgedrückt: Stress, insbesondere emotionaler Stress, bewirkt eine Störung der Hirnregion für die Organisation und Verfestigung des Gedächtnisses. Auch die Aktivität des vegetativen Nervensystems entspricht bei FMS-Patienten der nachhaltigen Stressbelastung. Das vegetative Nervensystem steuert rund um die Uhr alle lebenswichtigen Grundfunktionen des menschlichen Körpers, die willentlich nicht beeinflusst werden können.

Es entwickelt sich dann über die Zeit ein Vorrang des sympathischen Nervensystems, Körper und Geist befinden sich im andauernden Alarmzustand. Körperliche und emotionale Stressoren und Verletzungen provozieren bei FMS Reaktionen des vegetativen Nervensystems, der Hormonsteuerung und der Gehirnaktivität, die eine Vielzahl und Vielfalt vegetativer, funktioneller und psychischer Symptome hervorrufen, die wir uns später noch genauer anschauen werden.

!

Leitsymptom des Fibromyalgie-Syndroms ist der Dauerschmerz.

Leitsymptom des Fibromyalgie-Syndroms ist der Dauerschmerz, doch die Betroffenen leiden unter einer Vielzahl von Gesundheitsbeschwerden. Diese sind meistens mit einer so gravierenden Einschränkung der Lebensqualität verbunden, dass die oftmals verwendete Bezeichnung „Begleitsymptome" eher beschönigend anmutet. Zudem sind diese Symptome wesentlich für die Diagnose des FMS. Zum Syndrom wird das FMS durch die Vielzahl und Vielfalt dieser Symptome, die sich zeigen – nicht alle Symptome bei allen, aber bei jedem Menschen zumindest einige.

Fibromyalgie ist kein Rheuma

Auch der Dauerschmerz beim FMS wird durch Stress verstärkt. Die Schmerzorte erstrecken sich über den gesamten Körper, vorrangig werden sie in der tiefliegenden Muskulatur lokalisiert. Dabei schmerzt zumeist nicht das Zentrum der Muskeln, sondern der Übergang zur Sehne an den Muskelköpfen. Da dieser Bereich meist in Nähe der Gelenke liegt, wurde früher ein den rheumatischen Erkrankungen ähnlicher Gelenkschmerz vermutet. Das ist jedoch eine Fehldiagnose, die auch heute noch zu Therapiefehlern führt: Fibromyalgie ist kein Rheuma, auch kein Weichteilrheuma.

Im Folgenden erhalten Sie einen Überblick über die Unterschiede zwischen FMS und Rheuma.

FMS	RHEUMA
keine Veränderung am Skelett erkennbar	chronische Entzündung zerstört Gelenke und langfristig auch Organe
generalisierter Schmerz mit Schwerpunkten	lokaler Schmerz betroffener Gelenke am Übergang von Sehnen zur Muskulatur
allgemeine Morgensteifigkeit der Gelenke	Morgensteifigkeit betroffener Gelenke
angeschwollenes Gewebe (Ödeme), Gesicht, Hände, Füße	entzündlich geschwollene Gelenke, vornehmlich Hände und Füße
allgemeine Schlafprobleme	Schlafqualität durch Schmerzen beeinträchtigt
depressive Stimmungen möglich	keine psychischen Symptome
Stress (negativer und positiver) verstärkt die Symptome	Stress hat kaum Einfluss auf den Verlauf der Erkrankung (Rheumaschub)
keine Entzündungsmarker nachweisbar	Entzündungsmarker im Blut
keine Rheumafaktoren im Blutserum	(meist) Rheumafaktoren nachweisbar
Müdigkeit und Antriebslosigkeit am Tag	Müdigkeit am Tag
Antiphlogistika wirkungslos	entzündungshemmende Therapie wirkt
Schmerzmittel weitgehend wirkungslos	gute Wirkung von NSAR

Krankheit auf drei Ebenen: somatisch, psychisch, psychosomatisch

Viele Fibromyalgie-Patienten erkennen erst nach der Diagnose, dass auch Gesundheitsbeschwerden Teil ihrer Schmerzerkrankung sind, die sie bislang gar nicht mit dem FMS in Verbindung gebracht hatten! Besonders häufig werden Hypersensibilität und Schlafstörungen, Reizdarm und Reizblase, aber auch psychische Erscheinungen wie Motivationsschwäche und Konzentrationsschwierigkeiten als weitere Krankheit oder sogar als persönliche Schwäche wahrgenommen. Es sind aber Symptome des FMS.

Für einen besseren Überblick hilft es, die Symptome in drei Bereiche zu gliedern, die im Folgenden genauer beschrieben werden:

- Symptome im vegetativen Nervensystem,
- funktionelle Symptome und
- psychische Symptome.

Symptome im vegetativen Nervensystem: Für uns nicht steuerbar

Stress

Bei Stress schüttet unser Körper das Hormon Adrenalin aus. Es wird rasch wieder abgebaut und ist daher nur kurzzeitig wirksam. Bei Dauerstress oder wiederholtem Stress sowie bei überraschenden starken Stressreizen können die Adrenalineffekte jedoch lang anhalten und dadurch sehr unangenehm werden.

Ein erhöhter Herzschlag und ansteigender Blutdruck durch Zusammenziehen der kleinen Blutgefäße optimiert die Reaktionsbereitschaft des Körpers, indem die großen Muskeln druckvoller durchblutet werden. Hände und Füße werden dagegen vom Blutstrom weitgehend abgekoppelt und fühlen sich deshalb unter Stress kalt an. Die unzureichende Durchblutung der Extremitäten und des Unterhautgewebes kann bei Druckbelastung sogar zu hellen Verfärbungen führen, die nur zögerlich wieder verschwinden. Zudem steigt die Schweißproduktion, manchmal zeigt sich Gänsehaut und man beginnt zu zittern oder bekommt einen trockenen Mund. Wie stark die Folgen der Adrenalinausschüttung sind, hängt davon ab, wie überraschend und wie steil die Stressintensität ansteigt.

Schwindelattacken

FMS-Schwindelattacken bewirken ein schummeriges Gefühl und eine unangenehme Gangunsicherheit, führen aber nur selten zu Stürzen. Im Gegensatz zu organischem Schwindel (bedingt durch die Gleichgewichtsorgane), neurologischem Schwindel (bedingt durch Lage und Beschleunigung) oder vaskulärem Schwindel (bedingt durch Blutdruckabfall) gelten Situationen, die Angst hervorrufen, als Auslöser. Bedrängende Menschenmengen, etwa im Kaufhaus, eine zu große Körpernähe zu Fremden, z. B. im Fahrstuhl, bedrückende Enge (direkte Sitznachbarn im Kino), beklemmende Unausweichlichkeit wie die Fahrt in einen Tunnel, aber auch die Weite großer Plätze können Menschen mit Fibromyalgie ängstigen und damit Stress auslösen.

> !
> Schwindelattacken können viele Ursachen haben.

Typische Folgen sind Herzklopfen, feuchte Hände, Schweißausbruch und Schwindel. Während die anderen Symptome mit der Angstbewältigung oder dem Wegfall der angstauslösenden Situation verschwinden, kann bei Menschen mit Fibromyalgie der Schwindel länger andauern. Bei einigen Erkrankten treten auch Doppelbilder auf, die das Schwindelgefühl verstärken.

Hyperventilation

Auf akute Angstauslöser reagiert der Körper mit Alarmbereitschaft. Dazu zählt auch eine intensivierte Sauerstoffversorgung. Mit tiefen Atemzügen wird verbrauchte Luft abgeatmet (Kohlendioxid, CO_2) und Frischluft eingeatmet (Sauerstoff, O_2). Bei besonders intensiv empfundener Angst, aber auch bei anhaltender Anspannung kann dieser sinnvolle Reflex eskalieren: Unwillkürlich beschleunigt die Atmung, doch der zusätzlich aufgenommene Sauerstoff wird nicht durch intensive Muskeltätigkeit verbraucht und reichert sich im Blut an. Übermäßige Sauerstoffaufnahme verschiebt den O_2-CO_2-Spiegel im Blut. Dabei ist Sauerstoff zwingend an die roten Blutkörperchen gebunden, CO_2 jedoch nur zum Teil. Physikalisch im Blut gelöstes CO_2 dringt in die roten Blutkörperchen ein und wird dort zu Kohlensäure umgewandelt. Mehr O_2 und weniger CO_2 im Blut bedeutet auch weniger Säure, das Blut wird zunehmend basisch. Damit ändert sich sehr rasch die Konzentration von elektrisch geladenen Teilchen im Blut, die für die Funktion von Muskeln und Nerven wichtig sind. Anzeichen für eine solche Hyperventilation (griech. *hyper* = über, lat. *ventilare* = anfachen) ist Kribbeln in Händen, Füßen und in den Schleimhäuten, begleitet von Schmerzen, Muskelzittern und Krämpfen.

!

Dauerstress versetzt den Körper in ständige Alarmbereitschaft.

Dauerstress und andauernde Angstgefühle können eine chronische Hyperventilation provozieren. Auf den ersten Blick sind deren Folgen nicht so spektakulär wie bei einer akuten Attacke. Offensichtlich gewöhnt sich der Körper an die dauerhaft verschobene O_2-CO_2-Konzentration im Blut. In ihrer Gesamtheit sind die Symptome aber typisch für das FMS: Schwindel, kalte Hände und Füße, Nervosität und Angst, Erschöpfung, Wetterempfindlichkeit.

Reizmagen, Reizdarm und Reizblase

!

Reizmagen, Reizdarm und Reizblase entstehen oft durch Stress.

Auch Reizmagen, Reizdarm und Reizblase sind Folge der andauernden Stressbelastung. Völlegefühl, Verkrampfungen und der ständige Drang zur Toilette bedeuten eine erhebliche Beeinträchtigung der Lebensqualität. Essen und Trinken, an sich ein Genuss, werden zum stressigen Risikoerlebnis. Die Furcht vor überraschendem Rumoren und Schmerzen im Bauch verderben jede Freude an einer geselligen Tischrunde, sei es bei Freunden oder im Lokal. Das Stresshormon Adrenalin aktiviert Kreislauf und Atmung, dämpft aber gleichzeitig die Bewegung von Magen und Darm (Peristaltik). Die Nahrung wird nicht weitertransportiert, der Magen dehnt sich durch aufgenommene Nahrung, im ruhenden Darm bilden Bakterien aufquellende Gase, die Blase meldet zügigen Bedarf zur Entleerung – während Dauerstress die Organe inaktiviert.

Ein Reizmagen äußert sich in der Regel direkt nach dem Essen durch Magendruck, Übelkeit und Erbrechen, oft begleitet von drückenden Schmerzen. Auslöser sind meistens eine hastiges Essen und Stress, insbesondere wenn beides zusammenkommt: Morgens ersetzt ein Kaffee to go auf nüchternen Magen das gemütliche Frühstück und später wird das Mittagessen heruntergeschlungen, gleichzeitig werden auf dem Smartphone die aktuellen Mitteilungen aus Beruf, Familie und Freundeskreis beantwortet. Heutzutage ist das nicht unüblich, doch bei Menschen mit Fibromyalgie zeigen sich die Folgen schneller und drastischer: Ihr „nervöser Magen" rebelliert und jede Essensaufnahme hat ein Völlegefühl oder gar Schmerzen zur Folge.

Unter Stress verlangsamt sich die Aktivität des Magens: Die Nahrung bleibt lang im Magen liegen und das gesunde Gefühl „satt" wandelt sich zu drückendem Dauerdruck. Niemand kann darauf verzichten zu essen – wenn bei jeder Mahlzeit Schmerzen drohen, ist das folglich eine große Belastung. Leider helfen da weder spezielle Diäten noch Medikamente. Arzneimittel, die Magensäure reduzieren, können sogar hinderlich sein, da sie die Effizienz der Verdauung abschwächen und den Weitertransport aus dem Magen verzögern. Nahrungs- und Genussmittel mit pharmakologischer Wirkung wie scharfe Gewürze, Kaffee oder Alkohol können die Beschwerden sogar noch verstärken. Auch Rohkost verursacht größere Probleme als gekochte Schonkost. Das können Sie aber versuchen: Stellen Sie Ihre Ernährung auf täglich mehrere kleinere Mahlzeiten um, denn dabei wird der Magen weniger gedehnt und die Notwendigkeit, häufiger kleine Zwischen-

!

Eine Umstellung auf mehrere kleine Mahlzeiten hat sich bewährt.

mahlzeiten einzunehmen, ermöglicht Ihnen im Nebeneffekt mehr Pausen – und reduziert so den Stress.

Typisch für einen Reizdarm sind schmerzhafte Verkrampfungen, Verstopfungen oder starker Durchfall. Diese Beschwerden können durch Stress, aber auch durch eine dauerhafte Sympathikus-Aktivität des vegetativen Nervensystems aufgelöst werden: Der Sympathikus ist dafür zuständig, den Körper in Alarm- oder Belastungsbereitschaft zu versetzen. Dann ruht die Darmbewegung und die Verdauung funktioniert nicht mehr optimal. Während bei Reizmagen die lange Verweildauer der Nahrung Probleme bereitet, ist es beim Reizdarm oft genau umgekehrt und die überraschend zügige Entleerung ist besonders belastend. Medikamente und Tees zur Beruhigung des Darms können die Beschwerden lindern, auch eine Wärmflasche wirkt angenehm.

!

Reizdarm kann auch eine Folge von Lebensmittelunverträglichkeiten (z. B. Laktose, Gluten) sein. Das sollte unbedingt abgeklärt werden.

Ein Reizdarm bedeutet für Betroffene eine erhebliche Einschränkung der Lebensqualität und ist ein zusätzlicher Stressauslöser. Als besonders unangenehm empfinden Betroffene die Blähungen. Hält man sie zurück, verursachen sie krampfartige Schmerzen. Gelingt das nicht, bleibt einem oft nur übrig, zuhause zu bleiben. Blähungen entstehen übrigens bei jedem Verdauungsprozess. Während einer lang dauernden Darmpassage oder bei speziellen Nahrungsmitteln wie Zwiebeln bilden sich im Dickdarm jedoch vergleichsweise große Gasblasen, die dann nicht mehr unmerklich abgehen.

Die Reizblase ist ein ebenso belastendes Problem, mit dem Sie vielleicht schon Erfahrungen gemacht haben. Da die Blase ständig drückt, hat man das Bedürfnis, ständig auf Toilette zu gehen, doch dann wird nur sehr wenig Urin abgegeben. Die sehr dehnbare Blase fasst bis zu einem halben Liter, der Reiz zur Entleerung meldet sich bei gesunden Menschen schon bei der Hälfte. Es gilt als normal, wenn Sie tagsüber bis zu achtmal und bei Nacht bis zu zweimal auf Toilette gehen müssen. Betroffene werden jedoch häufiger von starkem Harndrang gequält, der auch sehr plötzlich und dann dringlich auftreten kann. In schweren Fällen kommt der Harn sogar unkontrolliert, das nennt man dann eine Dranginkontinenz.

Es gibt verschiedene Maßnahmen, die sich bei einer Reizblase bewährt haben. Zu Beginn der Behandlung sollten Sie versuchen, die Beschwerden ohne Medikamente in den Griff zu bekommen. Hierfür hat sich eine Kombination aus Verhaltenstherapie, über die Sie später noch mehr lesen werden, und Beckenbodentraining bewährt. Wenn das nicht hilft, gibt es medikamentöse Hilfen, über die Sie mit Ihrem Arzt sprechen können.

Die vegetativen Symptome noch einmal im Überblick:

- kalte Hände und Füße
- Berührungen und Druckbelastung hinterlassen weiße Spuren auf der Haut
- Zittern
- trockener Mund
- Schwindelattacken, Gangunsicherheit, Doppelbilder
- vertiefte, beschleunigte Atmung
- Reizmagen, Reizdarm (Verstopfung, Durchfall) und Reizblase (häufiger Harndrang), Schmerzen bei der Blasenentleerung

Die Autoren der 2021 aktualisierten S3-Leitlinie zum Reizdarmsyndrom (RDS) verweisen mehrmals auf FMS als vergleichbare und oftmals parallel auftretende Erkrankung. Demnach wäre das RDS kein FMS-Symptom, sondern eine Erkrankung ähnlicher Ursache, die deshalb bei vielen Patienten gemeinsam auftreten.

Funktionelle Symptome: Befindlichkeitsstörungen

Ein- und Durchschlafprobleme

Im Schlaf regenerieren sich Körper und Geist. Während der Ruhephase wachsen und verheilen Gewebe, auch Organe wie Leber und Darm, und natürlich sind auch Herz und Lunge aktiv. Im Gehirn wird das Langzeitgedächtnis reorganisiert, neu gewonnene Eindrücke aus dem Kurzzeitgedächtnis werden integriert. Schlechte Schlafqualität stört diese notwendigen Prozesse. Wie wichtig Schlaf ist, zeigt, dass Schlafentzug als wirkungsvolle Foltermethode gilt.

Viele Menschen mit Fibromyalgie klagen über schlechten Schlaf und Schlafmangel. Dabei sollte jedoch zwischen Einschlafstörungen, Durchschlafstörungen und Wiedereinschlafstörungen unterschieden werden. Denn es ist normal, während der Nacht mehrmals aufzuwachen. Zumeist schläft man sofort wieder ein und kann sich am nächsten Morgen nicht mehr daran erinnern. Wenn jedoch innere Unruhe oder eine Reizblase wachhalten oder Sorgen Stress erzeugen, fällt es uns schwer, gleich wieder einzuschlafen. Die Wachphasen werden länger und bewusst erlebt. Am nächsten Morgen erinnern wir uns daran und glauben, „die ganze Nacht kein Auge zugemacht“ zu haben. Meist leidet darunter die subjektive Schlafqualität intensiver als die objektive. Ganz anders ist die Situation, wenn Schmerzen das Wiedereinschlafen verhindern. Dann kommt es mit großer Wahrscheinlichkeit zu chronischem Schlafmangel und den Folgesymptomen wie Müdigkeit am Tag (Chronic Fatigue-Syndrome, CFS), Konzentrationsschwierigkeiten, Kopfschmerzen, aber auch Herzrhythmusstörungen, Bluthochdruck und Übergewicht.

> !
>
> Die notwendige Schlafdauer ist individuell und reicht von fünf bis neun Stunden.

Die notwendige Schlafdauer ist individuell und reicht bei Erwachsenen von fünf bis neun Stunden. Dabei ist bei älteren Menschen die Schlafzeit am Stück meist kürzer, dafür ruhen sie oft tagsüber für eine Stunde oder halten Mittagsschlaf. Schlafmangel lässt sich daher nicht mit der Stoppuhr messen, sondern allein an den Reaktionen von Körper und Geist auf die erlebte Schlafqualität ablesen.

Müdigkeit am Tag muss aber nicht allein auf Schlafmangel beruhen, sondern kann auch Folge einer Energiekrise des Körpers sein. Biologische Energie wird im Körper als ATP (Adenosintriphosphat) transportiert und verbraucht. Bei einem erwachsenen Menschen entspricht die täglich benötigte ATP-Menge etwa der Hälfte seines Körpergewichts. Der Auf- und Abbau dieses Moleküls erfolgt reichlich und rasch in einem gut geregelten Fließgleichgewicht. Chemisch hergestellt wird ATP in den Mitochondrien, die als „Kraftwerke" in jeder Körperzelle existieren. Dieser Prozess verläuft sehr langsam, deshalb sind die ATP-Speicher in besonders beanspruchten Zellen, beispielsweise in Muskelzellen, schnell erschöpft.

Muskelschwäche

Die Muskulatur von Menschen mit Fibromyalgie unterscheidet sich von der gesunder Menschen: Sie speichert 20 Prozent weniger ATP als normal. Daher werden körperliche Anstrengungen schlechter toleriert und es mangelt an Ausdauer. Dabei steht diese Muskelschwäche offensichtlich mit einer Fehlfunktion der Mitochondrien in den Körperzellen in Zusammenhang. So konnte eine verbesserte Versorgung mit D-Ribose und Coenzym Q10 die Beschwerden lindern. Ribose ist ein ATP-Bestandteil, Q10 ist essenziell für die ATP-Synthese in den Mitochondrien.

Blutzuckerschwankungen und Heißhunger

Eine weitere Störung des Energiehaushalts, wenn auch auf anderer Ebene, ist der Abfall des Blutzuckerspiegels mit Heißhungerattacken. Menschen mit Fibromyalgie haben häufig ein sehr intensives Verlangen nach Süßem, obwohl die letzte üppige Mahlzeit erst kurze Zeit zurückliegt. Grund dafür ist nicht einfach Naschlust, sondern die Furcht vor einem flauen Gefühl im Magen, vor Herzklopfen, Atemnot, Zittern, Schweißausbruch und Schwindel. Viele Betroffene würden gern auf die Zwischenmahlzeit verzichten, um zusätzliche Kalorien zu vermeiden. Doch die rigide Regulation des Blutzuckerspiegels macht die guten Vorsätze zunichte.

!

Nach der Nahrungsaufnahme steigt der Zuckerspiegel im Blut steil an.

Nach der Nahrungsaufnahme steigt der Zuckerspiegel im Blut steil an. Das Gehirn registriert dieses Überangebot und regt die Bauchspeicheldrüse an, das Hormon Insulin auszuschütten. Insulin ermöglicht den Übertritt von Zucker aus dem Blut in die Körperzellen. Damit sinkt der Blutzuckerspiegel, bis das Bauchspeicheldrüsenhormon Glukagon den Prozess stoppt.

Bei akuter Alarmierung oder unter Stress benötigt das Gehirn deutlich mehr Zucker. So verhindert auch das Stresshormon Adrenalin den Abtransport von Zucker aus dem Blut, um die optimale Energieversorgung des Gehirns zu garantieren. Dauerstress und ein dauerhaft hoher Adrenalinspiegel ebnen diesen Effekt ein. Auch die intensivierte Atmung, der beschleunigte Herzschlag und die optimal durchblutete Muskulatur entziehen dem Blut Energie in Form von Zucker.

Für das Gehirn ist diese Konkurrenz problematisch, denn es benötigt bei Erwachsenen etwa 20 Prozent des Ruhe-Grundumsatzes (bei zwei Prozent des Körpergewichts) und ist auf Zucker als Energielieferant angewiesen. Bei Unterzuckerung löst das Gehirn Alarm aus. Die Körperreaktionen sind drastisch, denn sie sollen schließlich zur Zuckerzufuhr anregen, bevor das Gehirn aufgrund des Versorgungsdefizits den Dienst versagt und der Mensch in Ohnmacht fällt. Bei Menschen mit Fibromyalgie lässt die andauernde adrenalinstimulierende Stressanspannung in Kombination mit der geringeren Verfügbarkeit von ATP in den Zellen den Bedarf an Zuckernachschub ansteigen – und sie verspüren dann einen Heißhunger auf kalorienreiche, insbesondere zuckerhaltige Zwischenmahlzeiten.

Ödeme

Das Körpergewicht kann bei Menschen mit Fibromyalgie auch aus anderen Gründen zunehmen, nämlich durch eingelagertes Wasser. An manchen Tagen, selten über einen längeren Zeitraum täglich, sind morgens Fingergelenke und Gesichtspartien durch Flüssigkeitsansammlung im Gewebe (Ödeme) schmerzhaft verdickt und angespannt unbeweglich. Diese besondere Form der Morgensteifigkeit wurde auch schon mit ähnlichen Rheuma-Symptomen verwechselt, ein Irrtum, der oft zu falschen Therapien führte.

Ödeme plagen durch den Druck im Gewebe, der die Beweglichkeit einschränkt, und durch den Schmerz, der bei Bewegungen auftritt. Veränderungen im Gesicht sowie angeschwollene Hände und Füße werden von den Betroffenen als unschön wahrgenommen. An den Händen schneiden Ringe die Finger stark ein, schicke Schuhe passen nicht. Durch gerötete Augen, Tränensäcke und aufgequollene Wangen sind Ödeme leider gut sichtbar. Da an solchen Tagen oftmals auch die Fibromyalgie-Schmerzbelastung besonders hoch ist, zeigen Ödeme zuverlässig schlechte Tage an. Das Spannungsgefühl kann aber auch auftreten, ohne dass Schwellungen zu erkennen sind. Oftmals wird dieses unangenehme Körperempfinden verstärkt durch Kribbeln und Taubheitsgefühle in Händen und Füßen, Armen und Beinen.

Schmerzvolle Berührungssensibilität

An manchen Körperregionen treten Fibromyalgieschmerzen besonders häufig auf, wobei nicht ausschließlich Muskeln betroffen sind. Auch die Knorpel-Knochen-Ansatzstellen der Rippen am Brustbein zeigen oftmals ungewöhnlich hohe Schmerzempfindlichkeit. Daraus entwickelte sich das Modell der Tender Points, der besonders schmerzsensiblen Druckpunkte. Früher galt die Diagnose FMS als gesichert, wenn Patienten auf 15 von 18 Tender Points hinreichend empfindlich reagierten. Heute ist es immer

> **!**
> An manchen Körperregionen treten Fibromyalgieschmerzen besonders häufig auf.

noch ein nützliches Kriterium, dem aber nicht mehr diese absolute Aussagekraft zugemessen wird.

Auf Druck an den Tender Points reagieren Menschen mit Fibromyalgie besonders schmerzempfindlich, berührungssensibel sind sie überall. Selbst Streicheln kann Schmerzempfinden auslösen. Die zarte Berührung wird als Brennen und Reißen wahrgenommen. Wenn Zärtlichkeiten zeitweise zum Schmerzauslöser werden, verändert sich das persönliche und soziale „Bild von der Welt". Lebenspartner und Familienangehörige oder Freunde reagieren oft mit Unverständnis auf die von Schmerzangst begleitete Zurückweisung. An guten Tagen erzeugt die körperliche Nähe vertrauter Menschen dagegen ein angenehmes Gefühl – wie bei allen anderen Menschen auch.

Erhöhte Sensibilität für Geruch, Geräusche, Licht, Temperatur

Diese besondere Sensibilität von Menschen mit Fibromyalgie betrifft nicht nur taktile Information (Berührung), sondern auch olfaktorische (Geruch), akustische (Geräusch), optische (Licht) und thermische (Temperatur). Dabei kommt der Geruchsinformation besondere Bedeutung zu, denn sie beeinflusst die Emotionen unmittelbar: Die Riechkolben liegen räumlich und funktional direkt am Angst- und Gefühlszentrum des Gehirns, der Amygdala, und am Hypothalamus, dem Steuerzentrum des vegetativen Nervensystems. Gerüche beeinflussen die emotionale Bewertung, positiv (anregend und erregend) wie negativ (ekelerregend und angstauslösend), und aktivieren Erinnerungen: „Hier riecht es wie bei Oma – wie in der Schule – wie im Urlaub – nach Weihnachten." Je nachdem, wie nett die Oma war, wie entspannt der Schulbesuch, wie erholsam der Urlaub oder wie harmonisch das Weihnachtsfest, stimulieren die Gerüche eine freudige oder furchterregende Grundstimmung.

> !
>
> Menschen mit Fibromyalgie reagieren oft sehr sensibel auf Gerüche.

Menschen mit Fibromyalgie reagieren oft sehr sensibel auf Gerüche. Sie klagen über die Geruchsbelästigung an sich, über

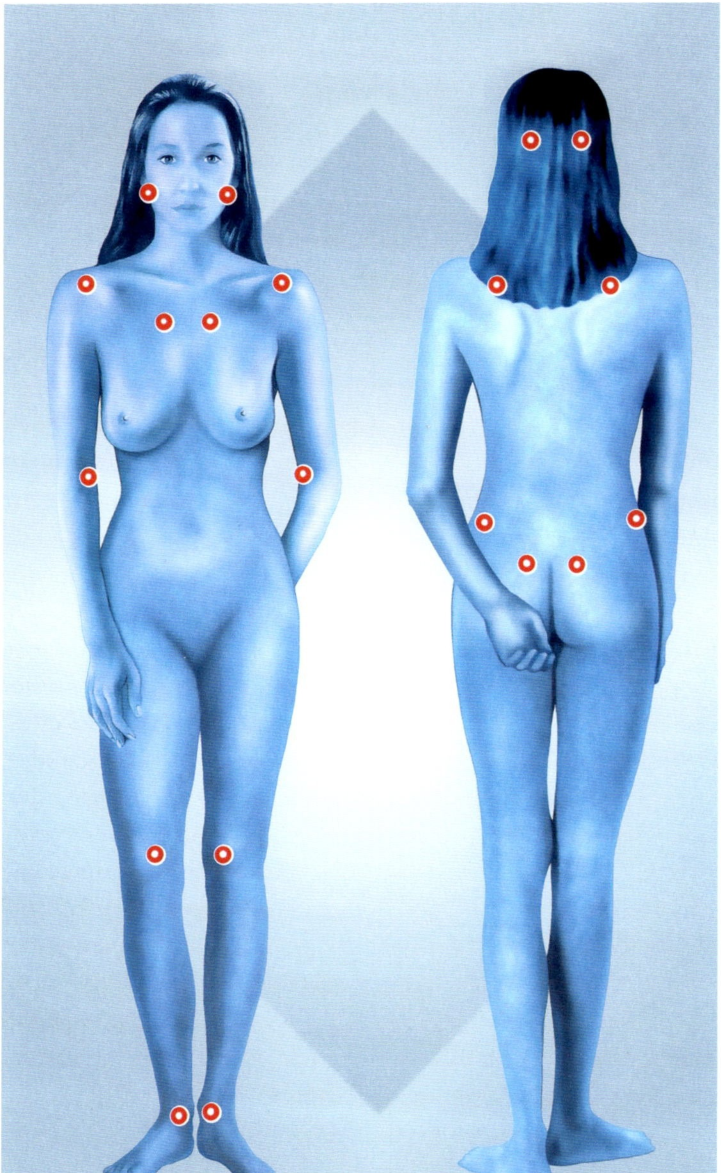

An einigen Körperstellen, Tender Points genannt, treten Fibromyalgieschmerzen besonders häufig auf.

Kopfschmerzen und Atemnot. Spezielle Duftnoten können schon in sehr geringer Konzentration Stressreaktionen provozieren. Diese Hypersensibilität beruht jedoch nicht auf einer ungewöhnlich feinen Nase, sondern auf der besonderen Empfindsamkeit von Menschen mit Fibromyalgie. Was andere Menschen kaum registrieren, empfinden sie als unangenehm, belästigend, stressig, bedrohlich. Über die Erinnerungswirkung verstärkt sich der Effekt noch.

Das gilt auch für die akustischen und optischen Informationen. Gespräche, Musik oder Hintergrundgeräusche in mäßiger Lautstärke werden an schlechten Tagen als Lärm empfunden. Menschen mit Fibromyalgie leiden dann unter der Beschallung und reagieren gereizt. Denn andauernder Lärm erzeugt Schmerzen, Stress und Angst mit nachhaltigen Folgen für die körperliche und psychische Gesundheit. Liegt die individuelle Lärmschwelle sehr niedrig, kann das Ruhebedürfnis dazu führen, dass man sich weg von jeglicher Geräuschquelle und damit letztendlich in die soziale Isolation treiben lässt.

Auch die oftmals beklagte Lichtempfindlichkeit beruht offensichtlich auf der allgemein erhöhten Sensibilität gegenüber Umweltreizen. Als besonders störend wird direkte Sonnenstrahlung empfunden, aber auch diffuses Streulicht zur Mittagszeit unter einer Wolkendecke oder bei Hochnebel.

> !
>
> Alle Menschen mit Fibromyalgie klagen über eine intensive Empfindlichkeit gegenüber Temperaturreizen.

Alle Menschen mit Fibromyalgie klagen über eine intensive Empfindlichkeit gegenüber Temperaturreizen. Dabei können Menschen gar keine Temperatur wahrnehmen. Die Rezeptoren in der Haut messen lediglich den aktuellen Verlust von Körperwärme. Für ein warmblütiges Wesen, das eine konstante Körpertemperatur von 36,5 °C halten muss, ein durchaus sinnvolles Verfahren. Wobei die Temperatur im Tagesverlauf moderat schwankt, von 36,7 °C am Morgen auf 37,3 °C am Nachmittag und 36,1 °C bei Nacht.

Notwendig ist die regulierte Wärmeabgabe, weil sich der Körper durch die Aktivität von Muskeln und Organen aufheizt und eine Kerntemperatur über 43 °C den Tod bedeutet, ebenso wie ein Auskühlen unter 27 °C. Medium für den Abtransport der Wärme aus der Körpermitte ist das Blut. Erwärmt fließt es in die feinen Adern der Haut, kühlt dort ab und wird dann zurück in Muskeln und Organe geleitet. Bei Hitze weiten sich die Adern, damit mehr Blut unter der Haut entlanggeleitet wird und dadurch die überschüssige Wärme effektiv abgeführt werden kann. In kühler Umgebung ziehen sich die Adern zusammen, um einen allzu großen Wärmeverlust zu verhindern. Genügt das nicht, beginnt der Mensch zu frösteln. Die spärlich dichte Behaarung der Haut stellt sich auf (Gänsehaut) und die Muskulatur wird aktiv, um zusätzlich Wärme zu produzieren (Zittern). Dabei wird ein Auskühlen der Haut an Händen und Füßen auf 10 °C schadlos überstanden.

Menschen mit Fibromyalgie klagen jedoch schon bei 20 °C Lufttemperatur und in normal geheizten Räumen über Frösteln und stärkere Schmerzbelastung. Die erhöhte Sensibilität gegenüber Umweltreizen betrifft auch die thermische Information. Wobei nicht nur Kälte, sondern auch Hitze, insbesondere Schwüle belastend wirkt. Deshalb sind Menschen mit Fibromyalgie besonders wetterempfindlich.

Wetterempfindlichkeit

Ob eine Wetterlage den Leidensdruck erhöht, ist nicht vom Thermometerwert abhängig, sondern von der gefühlten Temperatur. Bei moderater Wärme wirken Wind und Luftfeuchte kühlend, denn sie fördern den Wärmetransport von der Haut in die Umgebungsluft. Gemessene 15 °C fühlen sich bei Nieselregen an einem windigen Schattenplatz wie 10 °C an. Bei Sonnenschein kann die gefühlte Temperatur aufgrund der Strahlungswärme in trockener Luft trotz Wind über 20 °C liegen. Steigt das Thermometer auf 25 °C, setzt spürbare Schweißbildung ein. Verdunstet die Flüssigkeit, kühlt sich die Haut ab, die Wärmeabgabe nimmt zu. Hohe Luftfeuchte verhindert diesen Effekt. Die Umgebungsluft kann keine weitere Feuchtigkeit aufnehmen, und der Schweiß rinnt ohne kühlende Wirkung am Körper hinab. Deshalb steigt bei Schwüle die gefühlte Temperatur deutlich über den Thermometerwert.

Menschen mit Fibromyalgie leiden besonders stark unter Wetterempfindlichkeit. Verstärkt werden die Symptome durch trübes nasskaltes Wetter, es kann auch einzelne Symptome hervorrufen. Trockene Kälte und Hitze sind weit weniger belastend. Temperaturen um 25 °C ohne grellen Sonnenschein wirken dagegen lindernd auf Fibromyalgie-Symptome. Um den Zusammenhang zwischen speziellen Wetterlagen und der Intensität von FMS-Symptomen genau zu untersuchen, unterstützt die Deutsche Fibromyalgie Vereinigung das Forschungsprojekt von www.menschenswetter.de.

!

www.menschenswetter.de untersucht den Zusammenhang zwischen speziellen Wetterlagen und der Intensität von FMS-Symptomen.

Die funktionellen Symptome noch einmal im Überblick:

- Ein-, Durch- und Wiedereinschlafstörungen, wenig erholsamer Schlaf und dadurch Müdigkeit und Erschöpfung am Tag
- Muskelschwäche, insbesondere im Muskeltonus (der Muskelspannung), dadurch verminderte körperliche Belastbarkeit
- Blutzuckerschwankungen und Heißhunger
- Ödeme (angeschwollene Hände und Füße sowie Gesicht) sowie Morgensteifigkeit der Gelenke (Verwechslung mit Rheuma-Symptomen möglich)
- schmerzvolle Berührungssensibilität bzw. herabgesetzte Schmerzschwelle
- erhöhte Sensibilität für Geruch, Geräusche, Licht, Temperatur
- Wetterempfindlichkeit

Psychische Symptome: Der seelische Einfluss

Die vielfältigen vegetativen und funktionalen Symptome, unter denen Menschen mit Fibromyalgie leiden, werden auch von psychischen Problemen begleitet. Dabei beeinflussen sich körperliche und seelische Probleme wechselseitig. Deshalb ist es weder seriös noch hilfreich, FMS als Folge einer psychischen Grunderkrankung zu definieren und zu therapieren. Andererseits hat eine Schmerzlinderung durch Medikamente keine großen Erfolgsaussichten, es ist also sinnvoll, die Chance zu nutzen, durch eine verringerte psychische Belastung den Leidensdruck zu senken und die Lebensqualität zu verbessern!

Rasche geistige Ermüdung und körperliche Erschöpfung

Fibromyalgie-Dauerschmerz versetzt den Körper in anhaltenden Alarmzustand. Dabei aktiviert das vegetative Nervensystem Muskulatur, Sinnesorgane und Gehirn – die effektivsten Energieverbraucher. Menschen mit Fibromyalgie leiden daher vielfach an tiefgehender Erschöpfung. Es gelingt nicht mehr, die innere Energie zu mobilisieren und sich aufzuraffen. Viele Betroffene fühlen sich „wie ausgebrannt". Schmerzen stören jede Bewegung, der körperliche und mentale Erschöpfungszustand sabotiert jeden Entschluss zu Aktivitäten.

!

Fibromyalgie-Dauerschmerz versetzt den Körper in anhaltenden Alarmzustand.

Menschen mit Fibromyalgie neigen dazu, diese Folgen der andauernden Schmerzbelastung als Charakterschwäche zu sehen. Sie versuchen oft, mit innerer Gewalt mehr Disziplin und höhere Effizienz zu erzwingen. Der einzig zuverlässig eintretende Effekt ist jedoch noch mehr Stress, noch mehr Verlust geistiger und körperlicher Energie und infolgedessen eine noch tiefere Erschöpfung.

Motivationsschwäche und Konzentrationsprobleme

Begleitet wird diese Entwicklung oft von Motivationsschwäche und Konzentrationsproblemen. Sich aufzuraffen fällt schwer, mit Ausdauer dabeizubleiben noch mehr. Die körperlichen Symptome, vor allem die Schmerzen, aber auch Reizdarm und Reizblase sowie die erhöhte sensorische Sensibilität, fordern penetrant Aufmerksamkeit. Darunter leiden Motivation und Konzentration. Die latente Erschöpfung verstärkt den Effekt.

Wortfindungsstörungen und Gedächtnisprobleme

Das zeigt sich auch in ganz konkreten mentalen Leistungslücken wie Wortfindungsstörungen und der Unzuverlässigkeit des Kurzzeitgedächtnisses. Dass der Name des Gesprächspartners, gerade noch genannt, just vergessen wurde, kennt jeder. Die Situation ist peinlich, doch viel unangenehmer ist es, wenn einem im Gespräch gängige Begriffe nicht mehr einfallen, oder wenn man mitten im Satz abbrechen muss, weil ein ganz normales Wort scheinbar aus dem Gedächtnis radiert wurde. Glücklicherweise klaffen diese Lücken nur vorübergehend auf. Problematischer erweist sich die manchmal mangelhafte Zuverlässigkeit des Kurzzeitgedächtnisses. Es ist frustrierend, in den Keller zu gehen, dann aber nicht mehr zu wissen wozu. Panik entsteht, wenn auf dem Weg in die Stadt Zweifel aufkommen, ob der Herd ausgeschaltet ist.

Innere Unruhe

Diese Unsicherheit, das Misstrauen gegenüber der eigenen geistigen Frische, ist ein zusätzlicher Stressfaktor, der FMS-Symptome verstärkt. Im Amerikanischen hat sich für diese kognitive Beeinträchtigung der Begriff „Fibro-Fog“ etabliert, der Nebel im Kopf (englisch *fog* für Nebel). Die Wahrnehmung der Welt, aber auch die eigenen Gedanken sind wie durch einen dichten Dunst um das Bewusstsein kaum noch zu erkennen. Das ist kein Problem des Gehirns, sondern kommt durch die chronische Erschöpfung, die ständige Angst und die anhaltende Stressbelastung.

Mangelhafte Entspannung und verzögerte Erholung

Schlafstörungen verstetigen und verstärken den Erschöpfungszustand. Die andauernde Müdigkeit (Chronic Fatigue-Syndrome, CFS) hemmt jede Aktivität. Auch nach einem ausgiebig langen Schlaf ist keine Erholung spürbar. Das Gefühl, niemals wieder richtig wach zu werden, kann den gesamten Tag dominieren, sogar mehrere Tage hintereinander. Dabei fühlt sich der Körper an wie in Watte gewickelt. Auch dieses verminderte Körpergefühl wird zum Fibro-Fog gerechnet.

Verminderte Stresstoleranz und depressive Stimmungen

Viele Menschen mit Fibromyalgie empfinden nicht nur den Geist in dichten Nebel gehüllt, sondern auch das Gemüt. Sie leiden unter Phasen depressiver Stimmung. Damit ist ausdrücklich keine schwere Depression gemeint, die auf einer massiven Störung des Hormonhaushalts im Gehirn beruht und ein hohes Selbstmordrisiko bedeutet. Aber auch die leichten depressiven Phasen stehen mit einer deutlichen Verstärkung der FMS-Symptome in Zusammenhang. So können trübe Gedanken die innere Erschöpfung und Antriebslosigkeit verstärken.

Doch auch Motivationsmangel und die Frustration darüber können direkt in die Schwermut führen. Menschen, die zu depressiver Stimmung neigen, sind durch die Anforderungen ihrer Umwelt schnell überfordert und dauerhaft gestresst. Dadurch steigt das Risiko, ein FMS zu entwickeln. Andererseits erstaunt es niemanden, wenn ein Leben mit Dauerschmerz depressiv stimmt. Ob depressive Stimmung Folge oder Ursache, Symptom oder Auslöser des FMS ist, kann nicht eindeutig festgestellt werden.

> !
> In der körperlichen Reaktion auf Stress zeigen Männer und Frauen deutliche Unterschiede.

Die körperlichen Reaktionen auf Stress sind bei Männern und Frauen sehr unterschiedlich. Bei Männern erhöht sich die

Konzentration des Stresshormons Cortisol im Blut deutlich, bei Frauen kaum. Daher neigen Männer auch zu typischen Stresskrankheiten, während Frauen nur selten davon betroffen sind. Zudem steigt bei Männern der Testosteron-, bei Frauen dagegen der Progesteronspiegel. Während Testosteron mit aggressivem Verhalten assoziiert wird, gilt Progesteron als Botenstoff für soziales Bindungsverhalten. Wo Frauen sich häufig in sich selbst zurückziehen und verschlossen werden, reagieren gestresste Männer schneller gereizt und aggressiv, sind innerlich unruhig und getrieben und ständig unzufrieden. So aktiviert Stress geschlechtertypische Strategien zur Stressbewältigung: Männer suchen die Konfrontation, Frauen dagegen den Schutz der Gruppe. Das macht Frauen besonders sensibel für zusätzlichen sozialen Stress.

!

Stress und depressive Stimmungen sind Phasen emotionaler Verletzlichkeit.

Stress und depressive Stimmungen sind also auch Phasen emotionaler Verletzlichkeit. Weitere Störungen oder Belastungen, insbesondere durch die soziale Umwelt, verstärken den Leidensdruck und verringern die Chancen auf gute Tage. Durch Melancholie und Motivationsmangel werden Alltagsaufgaben zu übermenschlichen Herausforderungen. Diesen Aufgaben nicht oder nur unzureichend gerecht zu werden, quält die ohnehin schon Leidenden. Bleibt die Antriebslosigkeit trotz alarmierendem Stress bestehen, entwickelt sich ein Gefühl der Wehrlosigkeit. Die Angst, den Anforderungen nicht gerecht zu werden, wächst gewaltig. In so einer Situation ist die Wahrnehmung verzerrt. Depressive Stimmung, Stress, Hilflosigkeit und Angstattacken stützen sich gegenseitig und bewirken eine Eskalation der vegetativen und funktionellen FMS-Symptome, die wiederum die Depressivität verstärken können.

Die psychischen Symptome noch einmal auf einen Blick:

- rasche geistige Ermüdung und körperliche Erschöpfung
- Motivationsschwäche und Konzentrationsprobleme
- Wortfindungsstörung, Gedächtnisprobleme

- innere Unruhe
- mangelhafte Entspannung, verzögerte Erholung, vermindertes Körpergefühl
- verminderte Stresstoleranz, depressive Stimmung
- Angstattacken

Wie genau sich die FMS-Symptome, ihre Entwicklung, ihr Zusammenwirken und ihre wechselseitige Verstärkung zeigen, unterscheidet sich von Mensch zu Mensch erheblich. Fibromyalgie ist eine sehr persönliche Erkrankung. Das muss berücksichtigt werden, um sinnvoll mit anderen Menschen darüber zu sprechen, mit dem Partner oder mit der Familie, mit Freunden oder Kollegen, mit dem Arzt oder in der Selbsthilfegruppe: Niemand kennt seine individuelle Fibromyalgie so genau wie Sie selbst!

Die Diagnose – Sie sind der Experte

Um es noch einmal zu sagen: Engagierte Ärzte kennen die vielfältigen Symptome des Fibromyalgie-Syndroms – die konkreten körperlichen und psychischen Beschwerden einer individuellen Fibromyalgie-Erkrankung kennen nur Sie selbst! Nicht die möglichen oder typischen Leiden bestimmen das Leben von Menschen mit Fibromyalgie, sondern die persönlich erlebten. Und deshalb soll sich auch niemand von angelesenem Wissen über das FMS beeindrucken lassen. Ärzte und andere Experten haben einen geschulten analytischen Blick auf die Vielfalt möglicher Symptome, die spezielle Kombination einer konkreten Erkrankung können sie aber nicht so präzise kennen wie der Betroffene selbst. Theoretische Erfahrung mit FMS gibt noch kein Recht auf ein Urteil, worunter und wie intensiv ein „echter" FMS-Patient zu leiden hat. Der Wettbewerb um ein idealtypisches, möglichst vollständiges Symptombild verbessert die Lebensqualität eines Erkrankten nicht. Er lenkt sogar den Blick auf ausbleibende oder schwach ausgeprägte Symptome und verhindert dadurch häufig die Auseinandersetzung mit besonders belastenden Beschwerden, die einen massiven Verlust an Lebensqualität bedeuten.

!

Nicht jedes Leiden, das jemanden mit Fibromyalgie plagt, muss ein FMS-Symptom sein.

Doch nicht jedes Leiden, das jemanden mit Fibromyalgie plagt, muss ein FMS-Symptom sein. Selbst typische Beschwerden können Folge anderer Erkrankungen sein. Im Gegensatz dazu verstärken typische FMS-Symptome andere Erkrankungen. So steigt durch andauernde Stressbelastung und Schmerzen der Blutdruck. Für Menschen mit essenzieller Hypertonie ist das ein zusätzlicher Risikofaktor, der den Blutdruck weit über die Zielwerte 140/90 mmHg steigen lässt (normal wäre ein Wert von 120/80 mmHg).

Durch eine angemessene Therapie gelingt es in vielen Fällen, Symptome, die durch andere Erkrankungen verursacht werden, zu lindern oder gar zu kurieren. Damit sinkt der Leidensdruck insgesamt. Deshalb ist die genaue Beobachtung der Beschwerden für Menschen mit Fibromyalgie so wichtig.

Herr der Situation wird man durch genaues Beobachten. Wer seine Erkrankung kennt und deren Veränderlichkeit einschätzen kann, dem gelingt es auch, sich auf die jeweils aktuelle Belastung einzustellen. Dadurch können Sie sich ein wenig Souveränität zurückerkämpfen. Man kann die Symptome zwar nicht beeinflussen, aber die Bewertung ihrer Bedeutung. Das ist ein sehr persönliches Vorgehen, dafür gibt es keine allgemein gültigen Maßstäbe. Sie finden Ihre persönliche Haltung zu Schmerzen und anderen Symptomen, Sie sind Experte für Ihre Fibromyalgie!

Die Ausschlussdiagnose

Experten für Diagnose und Therapie sind aber die Ärzte. Sie müssen alle anderen Erkrankungen als Ursache der FMS-Symptome ausschließen. Das gelingt dem Hausarzt manchmal nicht hinreichend zuverlässig. Ein falsch-positiver Befund „Fibromyalgie" hat aber fatale Folgen: Medikamente mit erheblichen Nebenwirkungen werden in dem guten Glauben eingenommen, dass nur diese Therapie helfen könne. Andere Schmerzmedikamente werden als Therapieoption verworfen, da sie bekanntermaßen bei FMS nichts bewirken. Weitere Symptome werden als separate Gesundheitsbeeinträchtigungen behandelt, da der Gesamtzusammenhang FMS nicht gesehen wird.

!

Es ist wichtig, dass Ärzte andere Krankheiten sicher ausschließen.

Die falsch-negative Diagnose „keine Fibromyalgie" verlängert dagegen die Leidenszeit unnötig, da keine angemessene Therapie stattfindet. Gerade für den Blick auf alle Untersuchungsergebnisse und die Begleitung während der Diagnosephase und für die langwierige, letztendlich lebenslange Therapie ist die Expertise der Fachärzte und eine gute Betreuung durch den Hausarzt notwendig.

Die sinnvolle Reihenfolge der Arztbesuche

Ausgangspunkt einer Diagnose beim vagen Verdacht auf FMS ist eine umfassende Erhebung der Krankengeschichte, die sogenannte Anamnese, die neben Schmerzen und anderen eindeutig erkrankungsrelevanten Symptomen auch psychische Belastungen oder traumatische Ereignisse erfragt. Diese Erstuntersuchung wie auch die allgemeine körperliche Untersuchung sowie die Analyse der Basislaborwerte kann Ihr Hausarzt durchführen. Die Unterstützung durch Fachärzte dient dem Ausschluss alternativer Diagnosen, die ähnliche Symptome hervorrufen. So ergibt sich eine sinnvolle Reihenfolge der Arztbesuche.

Hausarzt

- Anamnese
- körperliche Untersuchung: Bewegungsapparat, innere Organe, Nervensystem, seelisches Befinden
- Basislaborwerte
- Blutsenkung, C-reaktives Protein, kleines Blutbild: mögliche entzündliche Erkrankungen
- Kreatinkinase: mögliche Muskelerkrankung
- Kalzium: Stoffwechselerkrankung mit erhöhtem Kalziumspiegel
- Hormon TSH: Funktion der Schilddrüse
- Vitamin-D-Spiegel
- weitere Laboruntersuchungen: Verdacht auf andere Erkrankungen

Internist/Rheumatologe

- Unterstützung bei der Interpretation der Basislaborwerte
- Verdacht auf Rheuma

Orthopäde/Rheumatologe

- Verdacht auf Rheuma
- Verdacht auf Arthrose, Gelenkverschleiß

Neurologe

- Verdacht auf andere Schmerzerkrankung
- Verdacht auf Muskelerkrankung
- Verdacht auf Nervenschäden

Psychiater, Psychologe

- Verdacht auf seelische Erkrankung, Depression
- Traumata und Katastrophisierung

Hausarzt (oder einer der Fachärzte) im Verbund mit den anderen Fachärzten

- Diagnosestellung FMS

Physiotherapeut (Reha)

- Trainieren der Übungen im Rahmen der multimodalen Schmerztherapie (siehe weiter unten)

Hausarzt

- Begleitung und Verstetigung bei der Therapie

Einen guten Arzt finden

Für Menschen mit Verdacht auf Fibromyalgie ist es besonders wichtig, gute Ärzte zu finden, denen sie Vertrauen schenken können. Einerseits bestimmt die in Frage stehende Diagnose das gesamte zukünftige Leben, andererseits kann eine Fehldiagnose die Lebensphase der Unsicherheit und Selbstzweifel verlängern. Ist der Hausarzt in der Diagnose FMS erfahren, kennt er in aller Regel Kollegen, die ebenfalls mit Fibromyalgie vertraut sind. Diesen Empfehlungen kann man folgen. Auch Selbsthilfegruppen kennen die FMS-Spezialisten in der Region und können über deren Eigenarten Auskunft geben.

Online-Portale zur Arztbewertung sollten Sie dagegen mit Skepsis nutzen. Niemand weiß, wie objektiv die überschwänglich lobenden oder kritisierenden Texte verfasst wurden. Manche besonders gute Bewertungen sind sogar bezahlte Anzeigen. Und oft stellt sich die Frage nach der Auswahl zwischen Fachärzten leider gar nicht: In kleineren Städten gibt es vielleicht nur einen der Spezialisten vor Ort, und selbst in Großstädten muss man oft auf Termine warten.

!

Online-Portale zur Arztbewertung sollten Sie mit Skepsis nutzen.

Auch wenn jeder Mensch andere Eigenschaften nennen würde, um einen „guten“ Arzt zu charakterisieren, gibt es durchaus allgemeine Kriterien, die auf eine gute Wahl oder wenigstens einen glücklichen Zufall hinweisen.

In der Praxis eines guten Arztes

- herrscht Ordnung und eine angenehme Atmosphäre,
- arbeitet ein gut gelauntes und höfliches Team,
- reden die Angestellten mit den Patienten und nicht untereinander über Patienten.

Ein guter Arzt

- weckt bei Ihnen ein behagliches Gefühl,
- hört geduldig zu, auch wenn Sie etwas ausführlicher auf seine Fragen antworten,
- untersucht die Körperregionen, die Sie als Ort der Beschwerden nannten,
- stellt Fragen zu Ihrem Lebensstil,
- erklärt Ihnen, wozu er die Informationen benötigt,
- informiert Sie über die Erkenntnis aus den Untersuchungen und Ihren Antworten,
- prüft im Abschlussgespräch, ob Sie alles korrekt verstanden haben.

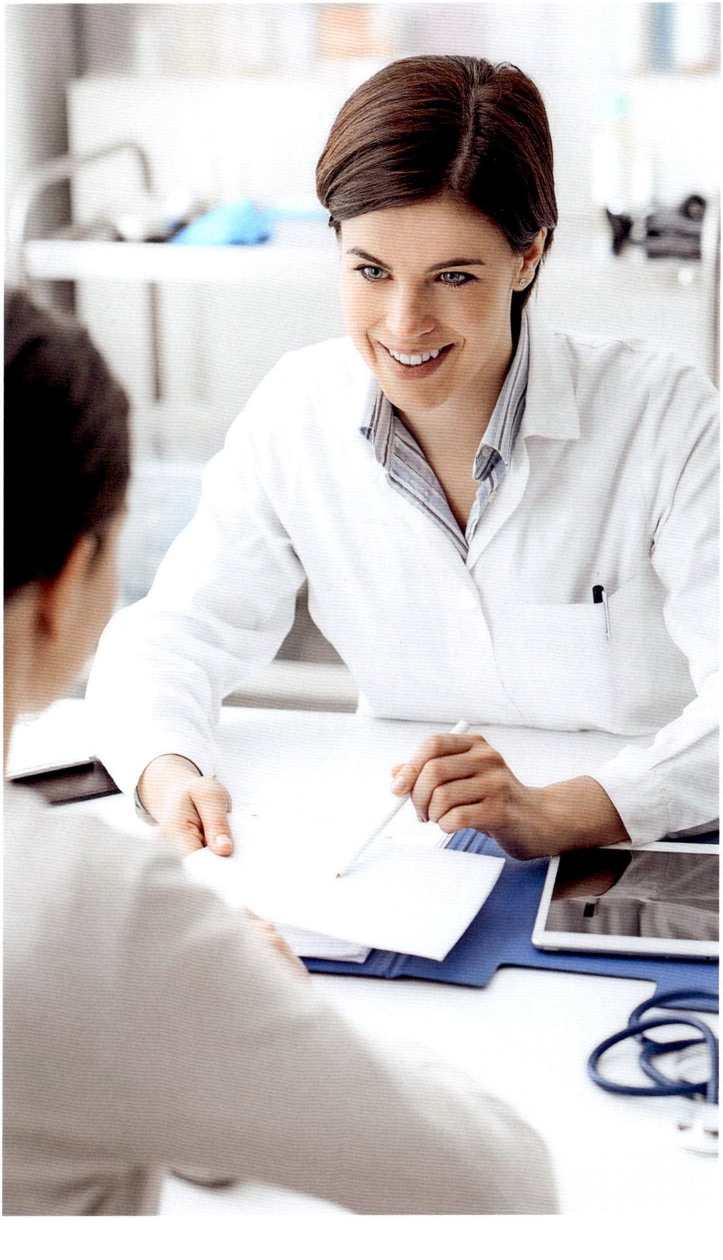

Eine angenehme Atmosphäre gehört zu einer guten Arztpraxis.

Risikoerkrankungen

Die Autoren der medizinischen Leitlinie betonen, dass keine spezifische Vorerkrankung als einzelne FMS-Ursache bekannt ist. Genannt werden aber Faktoren, mit denen die Wahrscheinlichkeit wächst, an einem FMS zu erkranken.

Risiken für FMS können sein:

- genetische Vererbung (alternative Erklärung: in der Familie gelernte Stress-Inkompetenz)
- entzündlich-rheumatische Erkrankungen
- Rauchen
- Übergewicht, Bewegungsmangel
- körperliche und/oder sexuelle Misshandlung in Kindheit und Erwachsenenalter (seelisches Trauma)
- Stress am Arbeitsplatz

Als Faktoren, die Symptome verstärken und einen Einfluss auf den Verlauf des FMS haben können, gelten:

- negative Gedanken und Gefühle, die Betroffene in Zusammenhang mit körperlichen Beschwerden haben
- depressive Stimmungen
- übertriebene körperliche Schonung und andere ungünstige Verhaltensweisen wie Kälte und Wärme oder andere Wettereinflüsse zu meiden, um konstante Bedingungen zu garantieren, oder soziale Isolation, um Menschenmassen oder Reizüberflutung aus dem Weg zu gehen
- unangemessene Reaktionen der sozialen Umwelt, mangelndes Verständnis für die Beschwerden oder übertriebene Entlastung der Betroffenen

Folgeerkrankungen

Eine Betroffene formulierte es zynisch: „Wer Fibromyalgie hat, braucht keine anderen Erkrankungen.“ Die FMS-Beschwerden bleiben mit oder ohne Behandlung ein Leben lang bestehen, nur ihre Intensität verändert sich. Bei einem schweren Verlauf der Erkrankung beeinträchtigen die Symptome die allgemeine Fitness und auch die seelische Gesundheit. Durch Medikamente und Muskelschmerzen, durch Müdigkeit am Tag und anhaltend schlechte Schlafqualität durch Bewegungsmangel und Heißhunger neigen Menschen mit Fibromyalgie zu Übergewicht. Daraus kann sich ein metabolisches Syndrom entwickeln. Anschaulich auch als „tödliches Quartett“ bezeichnet, vereint dieses Krankheitsbild vier Herz-Kreislauf-Risikofaktoren: Fettleibigkeit, Bluthochdruck, erhöhte LDL-Cholesterinwerte und Diabetes mellitus Typ 2. Die Folgen für die weitere Gesundheit können dramatisch sein, da sich die Wahrscheinlichkeit für schwerwiegende, im Gegensatz zum FMS letztendlich auch tödliche Erkrankungen drastisch erhöht.

Andere Folgeerkrankungen können sich aus dem Bemühen ergeben, das FMS durch starke Schmerzmedikamente zu therapieren. Dazu mehr im folgenden Kapitel.

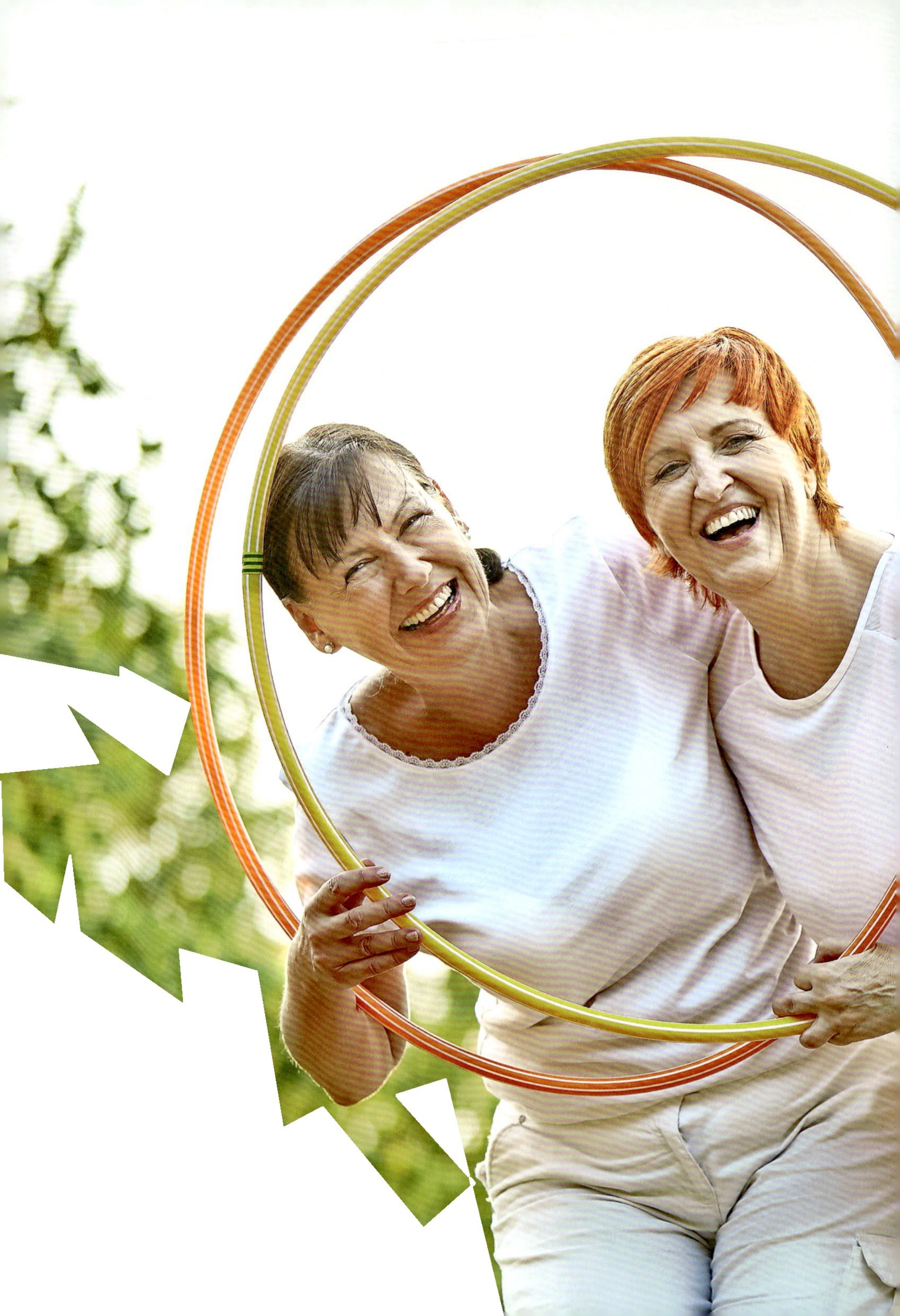

DIE THERAPIE – UND WAS SIE SELBST TUN KÖNNEN

Warum eine Schmerzerkrankung wie Fibromyalgie nicht mit Schmerzmitteln therapiert werden kann, was trotzdem hilft und wie Sie sinnvolle von nutzlosen Therapien unterscheiden können, erfahren Sie in diesem Kapitel. Die multimodale Therapie im Zusammenwirken mit einem veränderten Lebensstil kann auch Fibromyalgie-Betroffenen berechtigte Hoffnung geben, die Schmerzen und ihre Folgeerscheinungen in den Griff zu bekommen.

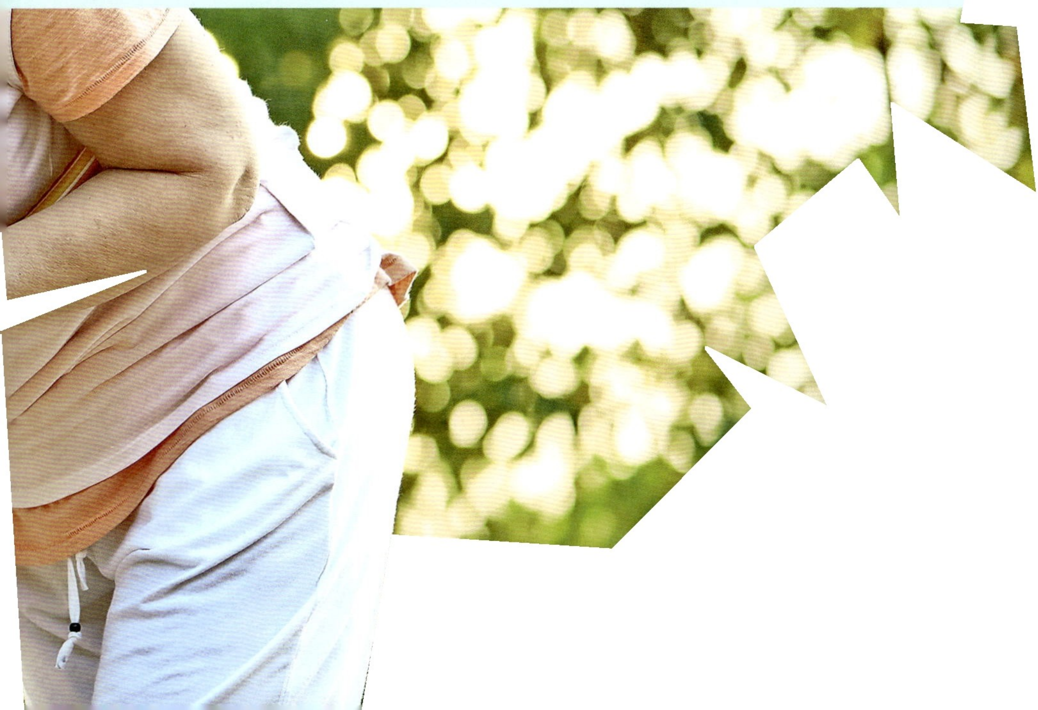

Schmerzmittel helfen nur begrenzt

Die Therapie mit Medikamenten lindert nicht, wie viele denken, die Schmerzen. Vielmehr greift sie über niedrig dosierte Antidepressiva in die Regulation der Nervenbotenstoffe (Neurotransmitter) und Hormone im Gehirn ein, um Schmerzen, Müdigkeit und Schlafstörungen zu reduzieren. Nicht jedes Medikament ist bei jedem Menschen gleichermaßen wirksam. Bei einigen Arzneimitteln müssen auch die erheblichen Nebenwirkungen mit dem tatsächlich erzielten positiven Effekt abgewogen werden. Für Analgetika (Schmerzmittel), ob Opioide, entzündungshemmende Rheuma-Medikamente wie NSAR (nichtsteroidale Antirheumatika) oder Acetylsalicylsäure (Aspirin®), Paracetamol oder Metamizol (Novalgin®) gibt es in der Leitlinie keine Empfehlung, da sich alle Stoffklassen und Wirkmechanismen als nicht oder nur wenig wirksam erwiesen haben.

Doch Ärzte wollen helfen und Schmerzen mit Medikamenten lindern. Für die Betroffenen ist diese Suche nach wirksamer Hilfe oftmals eine frustrierende und vielfach belastende Abfolge von Misserfolgen. Jede Schmerztherapie muss mehrere Wochen oder gar Monate angewendet werden, bevor ihre Wirksamkeit beurteilt werden kann. Umso größer ist die Enttäuschung, wenn sich wieder keine Besserung einstellt. Selbst leichte Linderung ist dann bereits ein motivierender Lichtblick.

> !
>
> Selbst leichte Linderung ist ein motivierender Lichtblick.

So sprechen einige Fibromyalgie-Betroffene gut auf Tramadol an. Die schmerzlindernde Wirkung ist für ein Opioid vergleichsweise gering, sie beträgt das 0,1-fache von Morphin. Deshalb fällt das Medikament in Deutschland auch nicht unter das Betäubungsmittelgesetz und wird daher von Ärzten gern als Einstieg in diese Wirkstoffklasse gewählt. Der schmerzlindernde Effekt von Tramadol beruht aber sehr wahrscheinlich nicht auf der unspezifischen Aktivierung der Opioidrezeptoren im Nervengewebe, die Dämpfung der Schmerzwahrnehmung rührt vielmehr von der leicht antidepressiven, angstlösenden und beruhigenden Wirkung.

Animiert durch diesen ersten Erfolg besteht die Gefahr, in Hoffnung auf eine weitere Verbesserung der Schmerzbekämpfung spezifisch wirkende und stärkere Opioide einzusetzen. Doch genau das Gegenteil ist zu erwarten. Es gibt keinen Hinweis darauf, dass dadurch bessere Ergebnisse erreicht werden, jedoch steigt das Risiko für Medikamentenabhängigkeit enorm.

Vorsicht Opioide

Bärbel Wolf, von 2015 bis 2021 Vorsitzende der Deutschen Fibromyalgie Vereinigung, schildert anschaulich am Beispiel ihres persönlichen Leidenswegs, wie sehr eine Behandlung mit Opioiden fehlgehen kann:

„Erst 2010, mit der Diagnose FMS, wurde mir bewusst, dass ich schon als Kind ungewöhnlich häufig krank war. Ohne erkennbare Ursache erfasste mich hohes Fieber um die 40 °C, verbunden mit Schmerzen am ganzen Körper. Daraufhin wurden mir die Mandeln und der Blinddarm entfernt. Mit zwölf Jahren entwickelte ich Nierensteine, die ebenfalls operativ entfernt wurden. Mit den Jahren wurden die Schmerzepisoden länger und traten immer häufiger auf, insbesondere am Rücken und in den Gelenken. Nach der Geburt von zwei Kindern quälten mich zunehmend Erschöpfungszustände. Mein geliebter Beruf als Krankenschwester auf einer Kinder-Intensivstation wurde zu einer immer größeren Belastung – körperlich und mental. Die Fehlzeiten nahmen zu, parallel dazu wuchsen die Selbstzweifel – bis hin zu einem stressbedingter Zusammenbruch im Jahr 2009 (heutzutage würde man von einem Burn-out sprechen). Die Diagnose Fibromyalgie mündete in eine offensive Schmerztherapie. Doch der Schmerzmediziner meinte es zu ‚gut' mit mir: Es folgten zwei Entziehungskuren wegen Opiatabhängigkeit."

Eine Langzeitanwendung, wie sie bei Menschen mit Fibromyalgie notwendig wäre, die eben nicht darauf abzielt, Menschen mit unheilbaren Erkrankungen die verbleibende Lebenszeit zu erleichtern, wird ohnehin nicht empfohlen. So sollen laut der Leitlinie 145-003 „Opioide, Langzeitanwendung zur Behandlung bei nicht tumorbedingten Schmerzen" die Schmerzen bei seelischen Symptomen (beispielsweise Depressionen) und funktionellen Beeinträchtigungen wie Reizdarm und Fibromyalgie nicht mit opioidhaltigen Schmerzmitteln behandelt werden.

Die schmerzlindernde Wirkung durch den stimmungsaufhellenden Effekt garantiert auch das bewährte Antidepressivum Amitriptylin. Ohne das Risiko einer Sucht oder Medikamentenabhängigkeit wird derselbe Mechanismus genutzt, um das Schmerzempfinden zu reduzieren. Im Folgenden erfahren Sie mehr über Amitriptylin.

Amitriptylin kann helfen

Viele FMS-Symptome können gelindert werden. Bei den quälenden Fibromyalgie-Schmerzen gelingt das leider nur mit geringem Erfolg. Die aktuelle Leitlinie vom Juni 2017 empfiehlt bei schweren Formen des FMS zur befristeten Therapie das Medikament Amitriptylin, ein Antidepressivum, das bei vielen Menschen mit Fibromyalgie auch schmerzlindernd wirkt. Sollten Sie unter depressiven Stimmungen oder einer allgemeinen Angststörung leiden, ist das Medikament Duloxetin in Erwägung zu ziehen. Erwünschte und unerwünschte Wirkungen entsprechen weitgehend denen von Amitriptylin.

Alle anderen Medikamente gegen Fibromyalgie-Schmerz erhalten lediglich eine „offene Empfehlung" und sollten eingesetzt werden, wenn sich die Medikamente mit ausdrücklicher Empfehlung als nicht hinreichend wirksam erwiesen haben. Welches der anderen Symptome vorrangig therapiert werden sollte, ist abhängig von der individuellen Ausprägung der Beschwerden und vom persönlich empfundenen Leidensdruck.

Wie Amitriptylin wirkt

Amitriptylin ist ein bewährtes Medikament zu Behandlung von Depressionen und depressiven Verstimmungen. Es wurde 1961 vom Pharmakonzern Merck in Darmstadt eingeführt; erwünschte und unerwünschte Wirkungen sind gut bekannt.

In deutlich geringerer Dosierung (5 bis 25 mg, langsam ansteigend) als zur Behandlung von Depressionen (100 bis 150 mg) wird Amitriptylin erfolgreich zur Behandlung von Fibromyalgie-Schmerzen eingesetzt, da klassische Schmerzmittel wie Diclofenac oder Ibuprofen, aber auch Opiate versagen. Nicht allen Betroffenen kann damit geholfen werden, aber vielen.

!

Amitriptylin wird in geringer Dosierung erfolgreich zur Behandlung von Fibromyalgie-Schmerzen eingesetzt.

Aufgrund seiner rasch einsetzenden beruhigenden Wirkung verbessert Amitriptylin auch die Schlafqualität und lindert so mittelbar die Erschöpfungszustände. Damit bessern sich auch das Gesamtbefinden und die Lebensqualität. Zudem bewirkt Amitriptylin, im Unterschied zu modernen Antidepressiva, eine allgemeine Antriebs- und Motivationssteigerung.

Für eine Vielzahl typischer Fibromyalgie-Symptome sind positive Effekte zu erwarten (Reihenfolge nach Eintritt der Medikamentenwirkung):

- Schlafprobleme
- Antriebslosigkeit und Motivationsdefizit
- Konzentrationsprobleme, ADHS (Aufmerksamkeitsdefizit-Hyperaktivitäts-Syndrom)
- Essstörungen
- Reizdarm
- Tinnitus
- Angstzustände
- Depression

In der FMS-Therapie wird Amitriptylin nicht gemeinsam mit anderen Schmerzmitteln verordnet, da kein unterstützender Effekt zu erwarten ist. Bei anderen chronischen Schmerzerkrankungen ist diese Kombination eine sinnvolle Therapieoption, bei FMS nicht.

Was Sie bei der Einnahme beachten sollten

!

Amitriptylin ist zur Langzeitanwendung geeignet und macht nicht süchtig.

Amitriptylin ist zur Langzeitanwendung geeignet und macht nicht süchtig. Insbesondere zu Beginn der Behandlung können jedoch unerwünschte Wirkungen auftreten:

- Müdigkeit und Konzentrationsprobleme
- innere Unruhe und Schlafstörungen
- Gewichtszunahme
- Aggressivität
- Schwindel (neurologisch)
- Ohrensausen
- Mundtrockenheit, Durstgefühl
- Herzrasen, Herzrhythmusstörungen und Herzschwäche
- Verstopfung und Durchfall
- niedriger Blutdruck und Schwindel (vaskulär)
- schwindende Libido und Orgasmusverzögerung
- vermehrtes Schwitzen
- Hautausschlag
- Blutbildungsstörungen
- erhöhter Augeninnendruck (Risiko für grünen Star)

Viele der unerwünschten Nebenwirkungen sind zu Beginn der Behandlung am stärksten und lassen meist nach, wenn sich der Körper an den Wirkstoff gewöhnt hat. Während einer Dauertherapie sollten Sie die Knochendichte regelmäßig messen und die Zähne auf Karies kontrollieren lassen, um möglicherweise auftretende Schäden frühzeitig zu erkennen. Kontaktlinsenträger müssen auf ausreichend Tränenflüssigkeit achten, da bei Mangel Hornhautschäden auftreten können. Die bei Menschen mit Fibromyalgie ohnehin schon hohe Sensibilität gegenüber grellem Sonnenlicht kann sich weiter steigern.

Um unerwünschte Nebenwirkungen zu vermeiden, ist es ganz wichtig, Amitriptylin tropfenweise mit einem Tropfen beginnend einzuschleichen, dabei ca. alle zwei Tage die Dosis um einen Tropfen zu erhöhen. Viele Ärzte dosieren am Anfang zu hoch und bereiten damit einen sehr negativen Einstieg oder sorgen sogar dafür, dass man die Medikation schnell wieder abbricht.

Sinnlose und gefährliche Therapien

„Es kann ja nicht schaden." Damit leiten Wohlmeinende ihre Therapietipps für Fibromyalgie-Patienten ein und – irren zumeist. Einerseits provozieren nicht nur Medikamententherapien unerwünschte Nebenwirkungen, andererseits belasten Fehlschläge an sich schon doppelt: Sie frustrieren und schaden vielleicht sogar dem Verhältnis zwischen Erkranktem und Tippgeber.

Auch Ärzte irren, und nicht jede Therapie, die sie empfehlen, verbessert die Gesundheit. Doch dabei wacht die fachkundige Kontrolle über erwünschte und unerwünschte Effekte. Während einer Selbsttherapie, die der eigenen Intuition folgt, Ratschlägen vertraut oder sich auf ungesicherte Quellen stützt, fehlt die kompetente kritische Beobachtung. So plausibel manche Empfehlungen auch erscheinen, viele sind sinnlos, manche auch gefährlich. Prüfen Sie daher vorher genau, auf was Sie sich einlassen.

Schonung ist der falsche Weg

Eine scheinbar bewährte Strategie gegen Schmerz ist Schonung. Werden die schmerzenden Körperregionen ruhiggestellt und wenig belastet, sollte man sich bald besser fühlen – so wird oft gedacht. Das mag zwar für Muskelkater gelten, bei Fibromyalgie ist es genau der falsche Weg. Der Verzicht auf körperliche Aktivität während einer ausgedehnten Ruhepause auf der Couch oder im Bett bedeutet auch Rückzug von Sozialkontakten und bewirkt

> **!**
> Schonung ist bei Fibromyalgie genau der falsche Weg.

oftmals, dass man sich intensiv mit den aktuell spürbaren Symptomen beschäftigt. Diese Effekte verstärken den Leidensdruck. Wird die Muskulatur über einen längeren Zeitraum nur wenig beansprucht, schwinden Beweglichkeit, Belastbarkeit und Leistungsfähigkeit. Sichtbar geht das Muskelvolumen zurück, spürbar schwindet die Muskelspannung, und in den Muskelzellen verringert sich die Zahl der Mitochondrien. Diese „Kraftwerke der Zellen“ garantieren die Versorgung mit dem Energieträger ATP, der bei Menschen mit Fibromyalgie ohnehin in geringerer Konzentration zur Verfügung steht als bei Gesunden. Eine reduzierte Mitochondriendichte in den Muskelzellen kann den Mangel verschärfen.

Der Rückzug vom sozialen Umfeld reduziert dagegen zunächst den Stress. Der Kontakt mit Mitmenschen ist schließlich potenziell konfliktträchtig. Für Menschen mit Fibromyalgie kann die intensive, möglicherweise lautstarke und aufdringliche Gesellschaft zur Belastung werden. Der Rückzug in den Schonbereich spart Kräfte und suggeriert Sicherheit. Der Preis dafür ist allerdings Einsamkeit. Durch die Strategie der Schonung bleibt auch an guten Tagen mit vergleichsweise geringem Leidensdruck der Bewegungsradius eingeschränkt. Damit sinkt die Chance, andere Menschen zu treffen, wenn der Gesundheitszustand eigentlich gemeinsame Aktivitäten zuließe. Wer den Kontakt zum Freundeskreis vernachlässigt, lockert sukzessive die sozialen Bindungen. Wird die Möglichkeit zum Rückzug zunächst als angenehm empfunden, so erscheint ein wachsender Mangel an vertrauten Personen bedrohlich. Für Menschen ist soziale Isolation eine unangenehme, letztendlich stressauslösende Situation. Achten Sie daher darauf, dass Sie sich nicht mehr als nötig zurückziehen.

Exzessiver Sport schadet

Ohne den Ansporn, die häusliche Komfortzone zu verlassen, besteht die Gefahr, dass man sich allzu sehr auf die Fibromyalgie und den aktuellen Leidensdruck konzentriert. Wer sich schont, meidet Aktivitäten, die die Aufmerksamkeit auf andere Dinge richten könnte. So kann die Strategie der Schonung die subjektive Intensität der Symptome verstärken.

Folgerichtig könnte man meinen, „mehr Sport" lindere die Fibromyalgie-Beschwerden. Und solange man den Ehrgeiz im Zaum hält, ist das sogar korrekt. Mäßiger Ausdauersport aktiviert Muskulatur und Kreislauf, ohne Überlastungen zu provozieren. Wer jedoch im spontanen Übermut oder mit dem Ziel, persönliche Bestleistungen zu optimieren, trainiert, läuft Gefahr, sich zu überanstrengen. Dann können sich die Beschwerden wieder verstärken, und infolgedessen nimmt die Fitness wieder ab.

> !
> Mäßiger Ausdauersport aktiviert Muskulatur und Kreislauf, ohne Überlastungen zu provozieren.

Für Menschen mit Fibromyalgie ist Sport kein Leistungstraining. Die erhöhte Schmerzsensibilität verhindert ein regelmäßiges Annähern an die Belastungsgrenze. Während des Trainings erlauben Euphorie und Hormonausschüttung noch ein Herantasten an das Leistungsoptimum, doch in den Stunden danach steigt die Schmerzbelastung an und reduziert die Begeisterung für eine weitere Trainingseinheit mit vergleichbarer Intensität. Muten Sie Ihrer schmerzsensiblen Muskulatur lieber keinen leistungsorientierten Sport zu. Das gilt auch für die mechanische Bearbeitung der passiven Muskeln durch Massagen oder andere „Anwendungen", wie sie beispielsweise in Reha-Einrichtungen angeboten werden. Auch hier kann eine besonders intensive Bearbeitung zu viel des Guten sein und mehr schaden als nutzen.

Detox und Diäten bringen nichts

Erkrankungen, die den gesamten Körper betreffen und viele unterschiedliche Symptome hervorrufen, ermutigen zahlreiche Menschen zu Therapievorschlägen. Bei Fibromyalgie wird beispielsweise eine Entschlackung oder eine Detox-Kur zur Ausleitung von Schwermetallen empfohlen. Der Erfolg ist zweifelhaft. Da keine auslösende oder verstärkende Ursache des FMS bekannt ist, besteht auch keine Veranlassung, irgendwelche Diäten oder andere Maßnahmen zur Veränderung des Stoffwechsels anzuwenden.

Einerseits manipuliert das Gehirn den Appetit, um den Körper mit den notwendigen Nährstoffen zu versorgen. Im Sommer verschwinden deftige Schmorgerichte vom Speiseplan, da die schwere Kost bei Hitze den Kreislauf übermäßig beansprucht und der hohe Fettanteil die Agilität während der langen lichten Tage hemmen würde. Gegrilltes liefert einen höheren Eiweißanteil, der zum Muskelaufbau dient. Allein die Vorliebe für Süßes ist nicht an Jahreszeiten gebunden und schleust versteckte Fette (beispielsweise in Schokolade) ein.

Jede Diät, die dem Appetit entgegensteht und erlaubte und verbotene Lebensmittel unterscheidet, kann schnell in Frust münden. Gelingt es, die Diät zu halten, und die erhoffte Besserung bleibt dennoch aus, ist die Enttäuschung groß. Noch größer ist der Gram, wenn man die nötige Disziplin nicht aufbringen konnte. Zu den Selbstvorwürfen gesellt sich dann auch noch das Gefühl, an den quälenden Symptomen selbst schuld zu sein. Eine Therapie, die den Beleg ihrer Wirksamkeit bislang schuldig geblieben ist, verdient diesen Einfluss auf Wohlbefinden und Selbstwertgefühl nicht!

Risiko Parallelerkrankungen

Durch die Vielzahl und Vielfalt der FMS-Symptome besteht das Risiko, andere Erkrankungen zu übersehen. Einige Erkrankungen gelten auch als Risikofaktoren. Menschen mit Erkrankungen wie beispielsweise rheumatoider Arthritis oder leichter bis mittelschwerer Depression erkranken mit größerer Wahrscheinlichkeit am FMS als die Durchschnittsbevölkerung. Deshalb ist es sinnvoll, wenn Menschen mit Fibromyalgie auf Symptome dieser Erkrankungen achten.

Auch andere Erkrankungen können durch FMS-Symptome überdeckt werden. Plagt Sie ein Reizdarm dauerhaft mit Appetitlosigkeit, Durchfall, krampfartigen Bauchschmerzen oder auch Verstopfung, werden andere schwere Darmerkrankungen leicht übersehen. Blutungen und Fieber sind Alarmzeichen, die auf eine chronische Darmentzündung (Morbus Chron) hinweisen. Bei Verdacht muss unbedingt ein Arzt das Blut auf Entzündungsparameter prüfen und den Bauchraum auf Veränderungen am Darm untersuchen. Morbus Chron, eine Autoimmunerkrankung, verläuft in Schüben und ist sehr schmerzhaft.

!

Andere Erkrankungen können durch FMS-Symptome überdeckt werden.

Andere FMS-Symptome können auch eine eigenständige Erkrankung sein. Eine Abgrenzung ist oft schwierig. Insbesondere Depression und Angststörung begleiten Menschen mit Fibromyalgie, werden durch die Erkrankung aber auch verstärkt. Ständige Schmerzen und der erzwungene Rückzug aus den sozialen Bindungen begünstigen die Verfestigung psychischer Erkrankungen.

Die besondere Stress-Sensibilität und die chronischen Schlafstörungen von Menschen mit Fibromyalgie haben auch körperliche Folgen, beispielsweise Herz-Kreislauf-Erkrankungen, metabolisches Syndrom und Diabetes Typ 2. Stress und Schlafmangel schädigen Herz und Kreislauf. In Verbindung mit dem schmerzbedingten Bewegungsmangel steigt die Wahrscheinlichkeit für Übergewicht und Diabetes, dadurch erhöht sich auch das Infarktrisiko. Schlafmangel beeinträchtigt auch die kognitive Leistungsfähigkeit, Müdigkeit und Motivationsschwäche am Tag trüben die geistige Frische.

Müdigkeit schmälert auch die soziale Attraktivität und die emotionale Intelligenz. Wer unausgeschlafen erscheint, wirkt auf Mitmenschen weniger anziehend und wird als Sozialpartner eher ignoriert. So erschweren die FMS-Symptome Schlafprobleme und Müdigkeit am Tag die Pflege sozialer Beziehungen. Fatal ist dabei, dass Einsamkeit und Schlafmangel die Schmerzsensibilität verstärken. Ziel einer Fibromyalgie-Therapie muss es daher sein, solche symptomverstärkenden Wechselwirkungen zu durchbrechen, damit das Herz-Kreislauf-Risiko und die Schmerzbelastung sinken.

Die multimodale Schmerztherapie – Chancen und Grenzen

!

Nicht der Schmerz wird behandelt, sondern der Patient und seine Schmerzwahrnehmung.

Entwickelt wurde die multimodale Schmerztherapie zur Behandlung von chronischen Schmerzen, wenn Medikamente keine zufriedenstellende Wirkung erreichen. Dabei werden mehrere (lat. *multi* = viele) Behandlungskonzepte (lat. *modus* = Art und Weise) miteinander kombiniert, so dass neben der klassischen Schmerzbehandlung auch psychiatrische, psychosomatische oder psychologische Therapieformen Anwendung finden. Dadurch kann die Gesamttherapie individuell auf den Patienten abgestimmt werden. Nicht der Schmerz wird behandelt, sondern der Patient und seine Schmerzwahrnehmung.

Der wichtigste Baustein ist eine intensive Schulung auf der Basis eines sogenannten bio-psycho-sozialen Schmerzmodells, damit man lernt, mit dem Phänomen Schmerz souverän umzugehen. Das Modell geht davon aus, dass Schmerz nicht eine Körperreaktion auf einen Reiz ist, sondern eine Wahrnehmung des Gehirns aufgrund biologisch-körperlicher, psychologischer und sozialer Faktoren. Dazu haben Sie schon viel im ersten Kapitel gelesen.

Psychotherapeutische Analysen und Schulungen helfen, um möglichen Traumata, die mit den Schmerzen in Zusammenhang stehen könnten und vielleicht aus der Kindheit rühren, auf die

Spur zu kommen. Sie unterstützen bei der Stressbewältigung und verbessern die Kommunikationsfähigkeit.

Im Rahmen einer speziellen Ergotherapie wird schmerzvermeidendes Verhalten geübt sowie Anregungen gegeben, wie man mehr und/oder besser körperlich aktiv werden kann und einen die Gesundheit fördernden Lebensstil erlernt.

Von diesem vielseitigen Behandlungskonzept profitieren insbesondere Patienten, die eine starke Beeinträchtigung ihrer Lebensqualität durch Dauerschmerz beklagen.

Dieses multimodale Therapiekonzept, das bei einer Reihe von Krankheiten eingesetzt wird, hat sich auch bei Menschen mit Fibromyalgie bewährt. Dabei geht es nicht um die Beseitigung von Fibromyalgie. Wie Sie wissen, ist das FMS nach aktuellem Kenntnisstand nicht heilbar. Ziel ist es, die Einstellung zur Erkrankung und den Umgang mit den Symptomen zu ändern und sich nicht mehr von der Erkrankung bestimmen zu lassen.

Während eines stationären Aufenthalts in einer Schmerzklinik, einer psychosomatischen Klinik oder in Reha-Kliniken mit Schwerpunkt Psychosomatik werden den Betroffenen mehrere Verfahren zur Verbesserung ihrer Lebensqualität vorgestellt. Zunächst erfolgt eine umfangreiche Patientenschulung. In Gruppen von sechs bis acht Personen erfahren Sie, dass Sie mit Ihrem Leid nicht allein sind, dass aber jede Fibromyalgie eine persönliche Ausprägung des FMS ist. Ärzte und Therapeuten referieren zum aktuellen Wissenstand über das FMS, erklären die Funktion des Körpers, beschreiben einzelne Symptome und skizzieren Behandlungsmöglichkeiten. In Gruppenarbeit werden dann mit Unterstützung der Experten einzelne Themen vertieft.

Nur ein gut informierter Patient kann später aktiv an seiner Therapie mitwirken. Öffentliche Vorträge spezialisierter Ärzte oder die Referate bei Selbsthilfegruppen der Deutschen Fibromyalgie Vereinigung sind eine nützliche Ergänzung zur Patientenschulung. Die aktuelle medizinische Leitlinie spricht für die mul-

!

Nur ein gut informierter Patient kann später aktiv an seiner Therapie mitwirken.

timodale Therapie als Kombination von Entspannungstraining und kognitiver Verhaltenstherapie mit Ausdauertraining eine starke Empfehlung aus. Die kognitive Verhaltenstherapie ist eine Form der psychischen Therapie. Sie geht davon aus, dass die Art und Weise, wie wir denken, bestimmt, wie wir uns fühlen und wie wir körperlich reagieren. Dazu lesen Sie gleich mehr.

Psychologische Therapie

Die kognitive Verhaltenstherapie

> !
>
> Eine Verhaltenstherapie hilft dabei, Verhaltensmuster zu erkennen und zu durchbrechen.

Die Leitlinie betont, dass Fibromyalgie nicht mit einer chronischen Schmerzstörung mit psychischen und somatischen Faktoren gleichgesetzt werden könne. Dennoch sind psychologische Therapien wichtiger Bestandteil der Behandlung von Fibromyalgie-Patienten. Ziel dieser therapeutischen Unterstützung ist nicht die Heilung der Psyche. Vielmehr sollen Verhaltensmuster, die einzelne Symptome verstärken, erkannt und dann verändert werden. Deshalb werden im Rahmen der multimodalen Schmerztherapie auch verhaltenspsychologische Verfahren gegenüber der Psychoanalyse bevorzugt.

Zuerst werden die Stress- und Gesundheitsbelastungen analysiert und angstauslösende Faktoren identifiziert. Danach gilt es, die sich wechselseitig verstärkenden Beziehungen zwischen Angst, Stress und Schmerz zu erkennen und den Teufelskreis mit gezielten Therapietechniken zu durchbrechen. Manchen Patienten gelingt das auch ohne professionelle Hilfe, sobald sie den Zusammenhang erkannt haben. Andere benötigen Unterstützung, damit sie sich zukünftig den angstauslösenden Situationen stellen können und das jahrelang angewandte Vermeidungsverhalten ablegen und durch neu erlernte rationale Alternativen ersetzen. Genau das macht die kognitive Verhaltenstherapie. Sie geht davon aus, dass jeder Mensch über seine Vorstellungen und Gedanken (Kognitionen) sein Erleben und Verhalten positiv oder negativ beeinflussen kann. Denkfehler wie z. B. die Einstellung

„Ich muss perfekt sein“ oder „Ich darf keine Schwäche zeigen“ führen zu Anspannung und negativem Selbsterleben. Bei der kognitiven Verhaltenstherapie geht es darum, Wahrnehmungen, Bewertungen und Gedanken, die bislang zu Angst, Ärger und Depression führen, umzugestalten. Mit Hilfe einfacher Methoden, wie z. B. der Bewusstmachung selbstschädigender innerer Überzeugungen (Gedankenfehler), dem Hinterfragen von Katastrophenfantasien und der Einübung von hilfreichen Bewältigungsstrategien können Sie lernen, mit belastenden Situationen anders als bisher umzugehen.

Die Traumatherapie

Physische und emotionale Verletzungen, fachlich Traumata genannt, stehen im Verdacht, den Ausbruch von Fibromyalgie zu begünstigen. Dabei kann sich das Trauma erst kürzlich ereignet haben oder schon länger zurückliegen. Fibromyalgie-Betroffene haben überdurchschnittlich häufig Mobbingerfahrung oder frühkindliche Missbrauchserlebnisse. Kurzzeitig wirksame Extrembelastungen wie ein Todesfall, eine schmerzhafte Scheidung oder der Verlust des Arbeitsplatzes scheinen weniger traumatisch zu wirken als lang andauernde Bedrohungen, denen man sich hilflos ausgeliefert fühlt. Gelernte Wehr- und Hilflosigkeit verringert die Fähigkeit, Stress zu ertragen, zu bewältigen und zu überwinden. Diese Muster werden in der Traumatherapie durchbrochen. Eine Traumatherapie läuft in drei Phasen ab:

- Stabilisierung,
- Konfrontation und
- Integration des Erlebten.

Bei der Stabilisierung soll das auslösende Ereignis erkannt und benannt werden. Dazu gehört es auch, Erinnerungslücken zu schließen, die durch Verdrängen entstanden sind. Dabei muss sich niemand vor dem erzwungenen Erinnern fürchten. Denn

!

Bei jedem Aufrufen ins Bewusstsein und Wiederablegen ins Gedächtnis wird der Erinnerungsinhalt verändert.

bei jedem Aufrufen ins Bewusstsein und Wiederablegen ins Gedächtnis wird der Erinnerungsinhalt verändert. Indem neue Vokabeln und Bilder zur Formulierung verwendet werden, erfolgt eine Anpassung an die aktuelle Lebenssituation. Damit werden nicht „alte Leichen" ausgegraben, sondern es können „alte Geschichten" auf ihre Bedeutung für das Leben heute geprüft und neu eingeordnet werden.

In der Konfrontationsphase wird das traumatisierende Erlebnis noch einmal komplett zusammengefügt, damit nicht einzelne Aspekte ein quälendes Eigenleben beginnen können. Bei schweren Traumata werden Erinnerungen an bestimmte Geräusche und andere Sinnesinformationen als eigenständige Angstauslöser abgespeichert und wirken als Stressreiz. Um das zu verhindern, muss die „alte Geschichte" möglichst komplett erzählt und als Erinnerung ins Gedächtnis verschoben werden: Das Geschehene ist tatsächlich vorbei. Dies erfolgt im Rahmen der Integrationsphase. Damit kann es gelingen, die „alte Geschichte" zwar nicht zu vergessen, aber ihr die Bedeutung für das aktuelle Leben zu nehmen. Die bislang wirksamen Angstauslöser verlieren ihren Schrecken und damit steigt die Fähigkeit, in Zukunft dem Stress besser begegnen zu können.

Das Anheben der Reizschwelle

Es ist ein Teufelskreis: Wenn die Sinne Stress und Schmerz erleben, folgt daraus wiederum eine höhere Sensibilität: Beim nächsten Mal reagiert man umso stärker. Menschen mit Fibromyalgie spüren diese allgemein erhöhte Sensibilität. Menschenmassen wirken bedrohlich. Sie reagieren mit Ekel auf Gerüche, die Gesunde kaum wahrnehmen. Geräusche werden schon weit unterhalb des Lärmniveaus als zu laut empfunden. Sonnenlicht erscheint zu grell. Wärme ist schweißtreibend heiß statt wohlig, und Kühle frostig oder nasskalt. Berührungen sind schmerzhaft, selbst wenn sie zärtlich gemeint sind. Das ist nicht Hysterie, sondern ein Effekt der andauernden Schmerzbelastung durch Fibromyalgie. Wenn aber Mitmenschen, Duft, Musik, Sonnenschein und Zärtlichkeit als unangenehm wahrgenommen werden, erscheint die gesamte Umwelt bedrohlich. Die Furcht vor unangenehmen Sinneseindrücken wird übermächtig, Angst und Stress werden zum Normalzustand.

Ein erfolgversprechendes Therapieziel ist es daher, diese erhöhte Sensibilität gegenüber Sinneseindrücken zu senken und damit die Daueranspannung zu lockern, um letztendlich diesen Angst-Stress-Schmerz-Teufelskreis zu durchbrechen. Dazu muss die Reizschwelle angehoben werden, entweder durch

- Anpassung der Sensibilität für Reize oder
- durch Gewöhnung, indem die Alarmschwelle steigt.

Beide Aspekte können durch eine Therapie beeinflusst werden.

Sinnvolles Ziel einer Therapie ist es folglich, die Achtsamkeit zu verbessern. Der Betroffene soll dadurch zu einer realistischeren, einer objektiveren Bewertung des Reizes kommen. Auch Gewöhnung verschiebt die Schwelle, ab der ein Reiz als alarmierender Stressauslöser wirksam werden kann, nach oben. Dann empfindet man trotz gegenwärtiger Reize seltener Stress. Bei reduziertem Stressniveau schwindet auch die Schmerzsensibilität.

Im Gegensatz zur eher allgemeinen Reizsensibilität ist die Gewöhnung jedoch spezifisch, das heißt, sie ist nur bei dem Reiz wirksam, an den man sich gewöhnt hat. Verursacht beispielsweise ein kurz aufgelegter Eiswürfel nach mentalem Training keine Reaktion mehr, bleiben grelle Lichtblitze jedoch weiterhin stressauslösend und damit schmerzfördernd.

Soll Gewöhnung die Reizschwelle allgemein anheben, müssen alle Reizreaktionen gleichermaßen trainiert werden. Für Menschen mit Fibromyalgie bedeutet dies, dass es nicht sinnvoll ist, einzelne Symptome mit besonderer Konsequenz zu therapieren. „Die Kette bricht am schwächsten Glied“: Letztendlich bestimmt das quälendste Symptom die Möglichkeit einer Reduktion der Reizsensibilität durch Gewöhnung. Eine Therapie muss daher an allen Symptomen ansetzen, wobei besonders quälenden durchaus mehr Aufmerksamkeit zukommen kann, solange die anderen nicht unbeachtet bleiben.

Die Kraft der Selbstmotivation

Nicht jede Maßnahme, die sich positiv auf die psychische Gesundheit auswirkt, hat den Charakter und die Qualität einer Psychotherapie. Erfolgreiche Sportler und Manager, auch Elitesoldaten nutzen psychologische Techniken zur Stressbewältigung, um bei Dauerbelastungen besser bestehen zu können. Dazu nutzen sie den Effekt der Gewöhnung und des aktiven „Zuschreibens von Bedeutung“. Gewöhnung ist nichts anderes als Lernen, dass etwas weniger gefährlich ist, als es zunächst erschien: Ein alarmierendes Geräusch verliert seine Wirkung, wenn sich die Ursache wiederholt als harmlos erwies. Durch eine rational gesteuerte Zuschreibung kann der Gewöhnungseffekt nach wenigen entwarnenden Erfahrungen erreicht werden.

> !
>
> Menschen mit Fibromyalgie reagieren auf sozialen Stress besonders sensibel.

Menschen mit Fibromyalgie reagieren auf sozialen Stress besonders sensibel. Das zeigt sich in einer Charaktereigenschaft, die in vielen Gesprächen mit Patienten zutage tritt und von Psychologen bestätigt wurde: Viele sehen sich selbst in der Verantwortung für Eintracht und Zufriedenheit in ihrem sozialen Umfeld. Offenen Streit, Mobbing, soziale Ungerechtigkeiten sehen sie als Beleg für eigenes Versagen, auch wenn sie selbst gar nicht beteiligt sind.

Selbstmotivation bedeutet dann, realistische Einflussmöglichkeiten von umfassend fürsorglichen Gestaltungswünschen zu unterscheiden. Einfache Fragen können helfen, diesen Stress zu verringern:

- Betrifft mich der Konflikt überhaupt? Oftmals fühlt man sich nur hineingezogen und glaubt unbedingt Position beziehen zu müssen, obwohl das gar nicht notwendig ist.
- Sind die Vorwürfe oder Ansprüche gegen mich überhaupt berechtigt?
- Ist es tatsächlich meine Aufgabe, diesen Menschen zufrieden oder sogar glücklich zu machen?
- Was würde mich selbst jetzt glücklich machen? Ist das nicht ebenfalls möglich?

Nicht Egoismus, sondern der berechtigte Wunsch, an guten Tagen mit geringem Leidensdruck ein gutes Leben zu führen, rechtfertigt die letzte Frage. Sie positiv zu beantworten ist bei vielen Menschen mit Fibromyalgie Voraussetzung für die klassischen Aspekte der Selbstmotivation, die gemeinhin zuerst genannt werden:

- Zur Motivation nur Anreize nutzen, die man persönlich attraktiv findet,
- konkrete Ziele setzen und einen Zeitplan festlegen: langfristige Projektplanung und aktuelle Tagesplanung,
- die Leistungsfähigkeit realistisch einschätzen und dabei auch schlechte Tage berücksichtigen.
- Arbeit und Verantwortung darf auch Spaß machen!
- Ein Projekt ist niemals „endlich doch noch fertig geworden“, sondern ein erfolgreich beendeter Arbeitsabschnitt ist immer ein Grund, sich selbst zu feiern.

Bewegung und Entspannung

Keine Fibromyalgie-Therapie lässt den Schmerz vollständig verschwinden, aber es gibt Methoden, die den Leidensdruck lindern. Körperbezogene Techniken verbessern die Fitness und Schlafqualität, vermitteln ein positives Körpergefühl und fördern die Achtsamkeit. Die medizinische Leitlinie empfiehlt diese Techniken ausdrücklich.

!

Beim Sport gilt das Motto: „Laufen ohne zu schnaufen."

Ausdauertraining

Wer zwei- bis dreimal die Woche ein halbstündiges moderates Ausdauertraining absolviert, verbessert Atmung, Herz und Kreislauf, die Muskulatur strafft sich und die Neigung zu depressiver Stimmung schwindet. Das Motto „Laufen ohne zu schnaufen" definiert die optimale Trainingsintensität. Ideal sind Sportarten wie (Nordic) Walking, Radfahren oder engagiertes Spazieren, Schwimmen oder Aqua-Jogging.

Vor dem Start ins Sportlerleben sollten Sie beim Hausarzt Herz und Kreislauf auf Belastbarkeit untersuchen lassen. Eine professionelle Beratung und Trainingssteuerung ist für Wiedereinsteiger sicherlich sinnvoll; zudem kann Ihr Arzt das Herz-Kreislauf-Training in einem anerkannten medizinischen Bewegungszentrum auch verschreiben.

Dabei ist die Selbstverpflichtung zum regelmäßigen Sport der bessere Motivator als entfesselter Ehrgeiz. Das verordnete Sportpensum anzutreten ist sinnvoll. Wenn Sie aber ständig die Sportleistung verbessern wollen, schaffen Sie sich eine Quelle für quälende Frustration. Denn Menschen mit Fibromyalgie müssen auch mit schlechten Tagen rechnen. Dann ist die mentale und körperliche Belastbarkeit geringer als an guten Tagen – unabhängig vom Trainingsstand. Werden die Schmerzen unerträglich, ist für diese Trainingseinheit oder für diesen Tag das Limit erreicht. Deshalb sind Sportarten zu empfehlen, die eine spontane Unterbrechung oder einen direkten Abbruch möglich machen wie beispielsweise Kegeln, Gymnastik oder Golf. Gut funktionieren auch Sportarten mit optimaler Selbstmotivation wie Wandern, Tanzen oder computeranimiertes Training (Nintendo Wii®). Weniger geeignet sind Sportarten, die überraschend rasche Bewegungen erfordern, etwa Tennis, Ballsport, Segeln. Auch sind Aktivitäten, die eine direkte Konkurrenz mit sich bringen, nicht zu empfehlen, denn jede Niederlage provoziert Stress. Bei Fibromyalgie liegt der Erfolg darin, sich regelmäßig zum Sport zu motivieren, nicht in der messbaren Verbesserung sportlicher Leistung.

Dabei ist Frühsport effizienter als Fitnesstraining am Nachmittag. Vor der ersten Mahlzeit ist der Stoffwechsel noch im Abbaumodus der Nacht und stellt aus dem Fettgewebe Energiereserven zur Verfügung. Nach dem Frühstück ändert sich die Aktivität der Gene im Speichergewebe. andere Enzyme werden bereitgestellt. Nicht mehr die Aktivierung von Energiereserven, sondern deren weiterer Aufbau steht nun im Vordergrund. Für den optimalen Fitnesseffekt sollten Sie den Tag sportlich beginnen oder nach dem Training am Abend keine Kalorien mehr zu sich nehmen.

Lassen Sie vor der ersten Trainingseinheit beim Hausarzt Herz und Kreislauf untersuchen.

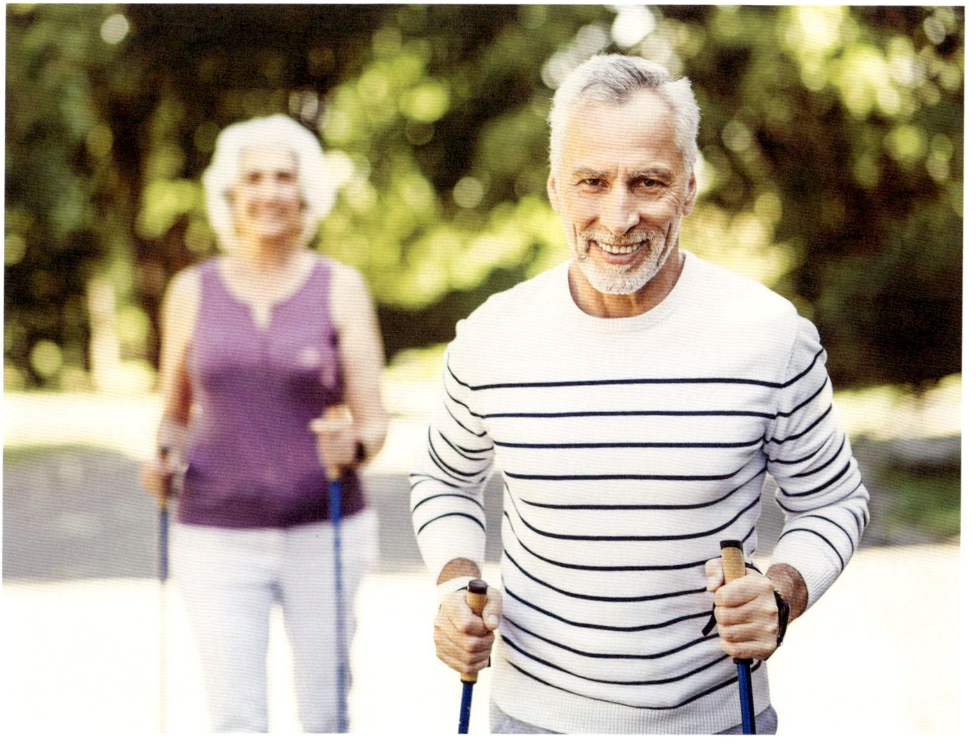

!

Funktionstraining können Sie sich verschreiben lassen.

Funktionstraining

In Ergänzung oder zur Vorbereitung des Ausdauersports hat sich das Funktionstraining bewährt. Als ergänzende Leistung zur Rehabilitation kann es bei diagnostiziertem FMS für 24 Monaten (in Einzelfällen auch länger) verschrieben werden. Beim Funktionstraining wird unter Anleitung speziell geschulter Krankengymnasten und Physiotherapeuten durch Trockengymnastik und Wassergymnastik die schmerzbedingte Schonhaltung gelockert und die Beweglichkeit verbessert. Die Leitlinie empfiehlt zwei bis drei Trainingseinheiten von 30 Minuten pro Woche, wobei Besuche im Schwimmbad und in der Turnhalle kombiniert werden können.

!

Meditative Bewegungs- und Entspannungsübungen lindern FMS-Symptome.

Entspannungstechniken

Meditative Bewegungsübungen kombinieren Achtsamkeit und Innerlichkeit mit langsamen fließenden Bewegungen und hoher Muskelspannung. Beliebte Schulen sind das indische Yoga oder fernöstliche Qi Gong und Tai Chi (Schattenboxen). Heute haben sich diese Übungskonzepte von ihrem religiösen Überbau und den Wurzeln als Kampftechnik gelöst. Geblieben sind spirituelle Elemente, die an die heutige Lebenswelt angepasst werden und auch im Alltag gepflegt werden können. Beim Yoga sind nicht alle Stellungen und Haltungen für Menschen mit Fibromyalgie geeignet. Suchen Sie sich am besten einen Kurs, in denen ein sanfter Yoga-Stil geübt wird und wo die Trainer Erfahrung im Umgang mit FMS-Patienten haben.

Auch die medizinisch-wissenschaftliche Psychologie bietet entsprechende Konzepte an: autogenes Training und progressive Muskelentspannung. Hier wird Achtsamkeit als Aufmerksamkeit gegenüber sich selbst verstanden. Die Aufmerksamkeit wird auf Gedanken, Emotionen und körperlichen Empfindungen gerichtet, während die Außenwelt so weit wie möglich ausgeblendet wird.

Meditative Bewegungs- und Entspannungsübungen lindern Symptome, indem diesen eine geringere Bedeutung geschenkt wird, und werden inzwischen auch von der Schulmedizin anerkannt. Schmerz und andere Fibromyalgie-Symptome kann man nicht ignorieren. Aber aktiviert durch Bewegung und durch gelenkte Aufmerksamkeit ins Bewusstsein gerückt, kann auch dem gesunden Teil von Körper und Geist Gewicht zugemessen werden. So büßt die Erkrankung an Bedeutung ein.

Deshalb ist es wichtig zu lernen, belastende Gedanken und Gefühle ins Positive zu wenden, Stress zu bewältigen, körperliche und geistige Kräfte einzuteilen und den richtigen Moment für Entspannung zu finden.

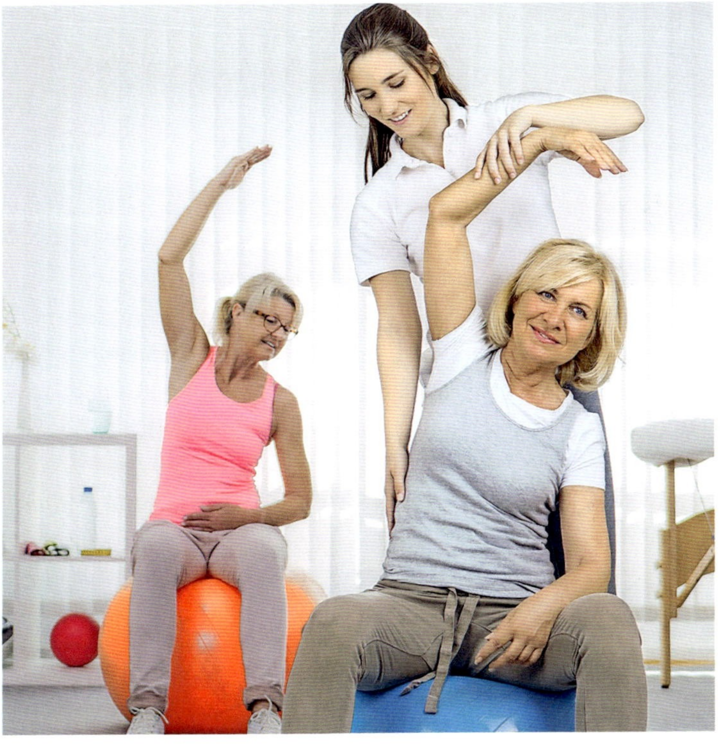

Beim Funktionstraining wird die schmerzbedingte Schonhaltung gelockert und die Beweglichkeit verbessert.

Tipp einer Betroffenen für gemeinsames Training
„In der DFV-Gruppe Ludwigsburg treffen wir uns regelmäßig einmal die Woche zum Sport. Nicht immer sind alle dabei, aber weniger als fünf sind wir nie. Wir starten immer gemeinsam zu unserem Lauf rund um den See. Die Strecke durch den Park ist allen Gruppenmitgliedern bekannt. So weiß auch jeder, wo die Sitzbänke stehen. Wer einen schlechten Tag hat, wer vor Schmerzen nicht mehr weiterlaufen mag, muss sich nicht quälen, sondern setzt sich einfach auf eine Bank. Auf dem Rückweg kommt die Gruppe wieder vorbei und man kann sich wieder einreihen. So laufen wir immer gemeinsam los und kommen auch wieder gemeinsam an. Damit können wir auch Gruppenmitglieder zum Mitmachen bewegen, die sich an einem Sportnachmittag nicht hundertprozentig fit fühlen. Bislang hat jeder von uns schon einen Tag erlebt, an dem er sich auf die Bank setzen musste. So ist Fibromyalgie. Aber den Spaß am gemeinsamen Sport lassen wir uns nicht vermiesen."

Lebensstil als Therapie

Das FMS ist eine Erkrankung, die nicht wieder verschwindet, sondern Betroffene ihr gesamtes Leben begleiten wird. Niemand will eine Krankheit über seine Lebensführung bestimmen lassen. Doch wer mit einer chronischen Erkrankung leben muss, wird dazu gezwungen. Wer sich trotzig stellt, erlebt täglich kleine Demütigungen: Schlafstörungen verhindern geistige und körperliche Frische beim Aufstehen, Morgensteifigkeit nimmt dem Tagesbeginn den Schwung, Ödeme im Gesicht vergällen den Blick in den Spiegel, Schmerzen bremsen den Tatendrang und der Reizdarm fesselt an einen unattraktiven Ort. Dann ist seit dem Weckerklingeln noch keine Stunde vergangen.

Wer sich arrangiert, muss all das auch erdulden, akzeptiert aber die Unabwendbarkeit und versucht das Beste daraus zu machen. Schlechter Schlaf ist nicht erholsam, da hilft kein Hadern. Besser ist es, sich an Morgenrituale zu gewöhnen, die auch mit weniger wachem Geist und noch unsicherer Feinmotorik unfallfrei funktionieren. Der Morgensteifigkeit von Muskulatur und Gelenken kann man mit weitgehender Vorbereitung am Abend begegnen, es wird dann nach dem Aufstehen weniger Beweglichkeit gefordert. Ein geschwollenes Gesicht lässt mehr Platz für ein breites Lächeln. Und wenn der Darm rumort, ist Kaffee am Morgen vielleicht nicht das optimale Getränk. Wer flexibel auf die Signale des Körpers hört und sich anpasst, kann zusätzliches Ungemach vermeiden. Lebensstil und Lebenseinstellung anzupassen ist nicht Kapitulation, sondern Klugheit.

Bewegter Alltag

Wem es gelingt, die erlernten Entspannungstechniken und meditativen Bewegungsübungen in den Alltag zu integrieren, dem ist ein erster Schritt zu einem besseren Leben trotz Fibromyalgie gelungen. Wichtig ist dabei, die Technik zu finden, die man mit Begeisterung dauerhaft nutzen möchte. Wer sich albern vorkommt oder vielleicht die spirituelle Komponente vermisst, sollte etwas anderes ausprobieren.

> !
>
> Finden Sie eine Bewegungsform, die zu Ihnen passt.

Auch das Bewegungstraining wirkt nur nachhaltig, wenn man es regelmäßig betreibt! In einer Gruppe zu trainieren hat den Vorteil, dass man sich sozial verpflichtet, daran teilzunehmen, und sich auch ein wenig gegenseitig anspornt. Auch wenn Pflicht und Konkurrenz für Menschen mit Fibromyalgie keine positiven Kriterien sind, kann leichter Druck hilfreich motivieren. Damit die Motivation möglichst nachhaltig wirkt, sollte das Sportprogramm die Lieblingsbeschäftigungen kombinieren. Wer gern radelt, muss nicht zum Nordic Walking; wer sich beim Schwimmen langweilt, darf bei der Wassergymnastik mitmachen. Der Sport sollte keine Leistungsspitzen fordern und in der Intensität variieren können. Notfalls muss auch ein spontaner

Abbruch der Trainingseinheit möglich sein. Unter diesem Aspekt ist Radfahren sogar besser als Laufen (Joggen oder Walken), denn man kann einfach einen Gang herunterschalten. Auf dem Elektrofahrrad kann man sogar auf den Motor zurückgreifen.

Im Urlaub endlich ausruhen und vollkommen entspannen ist für Menschen mit Fibromyalgie nicht die optimale Strategie. Nur selten sind Reisen reine Erholung. In ungewohntem Klima, unbekannter Umgebung und mit kontaktfreudigen Fremden als Nachbarn auf Zeit ist Stress garantiert. Während der „schönsten Tage des Jahres" sind quälende Fibromyalgie-Symptome besonders lästig. Wer Regelmäßigkeit und körperliche Aktivität vernachlässigt, vergrößert das Risiko. Oftmals bieten Landschaft und Freizeitangebot am Urlaubsort beste Gelegenheit, Neues auszuprobieren. Eine erfahrene Begleitung, die mit dem Terrain und den Möglichkeiten vor Ort vertraut ist, vermittelt Sicherheit. Und vielleicht lässt sich die neu entdeckte Leidenschaft zu Hause weiterpflegen.

Gesunde Ernährung

!

Menschen mit Fibromyalgie sind für Übergewicht anfällig.

Gegen Fibromyalgie hilft keine Diät. Der Verzicht auf bestimmte Nahrungsmittel oder Getränke verändert, wie Sie schon gelesen haben, den Verlauf der Erkrankung nicht – zumindest nicht unmittelbar. Wer jedoch auch indirekte Effekte nutzen möchte, findet vielfältige Möglichkeiten, durch eine ausgewählte Ernährung seine Lebensqualität zu verbessern.

Das allgemeine Wohlbefinden wird erheblich durch Essen und Trinken bestimmt, das auch gern zur Selbstbelohnung eingesetzt wird. Das Feierabendbier applaudiert zum vollbrachten Tagwerk, der Kuchen versüßt den anstrengenden Nachmittag. Auch Menschen mit Fibromyalgie gönnen sich solche leckeren Momente – zu Recht. Aber ihre Erkrankung hindert sie meistens daran, im selben Umfang wie ihre gesunden Altersgenossen Kalorien zu verbrauchen. Deshalb sind Probleme mit wachsendem

Körpergewicht unter Fibromyalgie-Patienten überdurchschnittlich häufig.

Die Erkrankung ist chronisch, es gibt keine Zeit „danach“, auf die man körperstraffende Maßnahmen schieben könnte. Wächst die Körpermasse nach der Diagnose jährlich um lediglich ein Kilo, entwickelt sich bis zum 65. Geburtstag ein echtes Gesundheitsproblem. Übergewicht wird nicht nur von „der Gesellschaft“ als ästhetisch problematisch wahrgenommen, der Hausarzt sieht es ebenso. Die Beweglichkeit schwindet, Herz-Kreislauf-Erkrankungen nehmen zu und das Infarktrisiko steigt. Langfristig leiden Gelenke und Organe. Atemprobleme stellen sich ein, die Schlafqualität sinkt, langfristig droht Diabetes. Die Leber wird bei chronisch kranken Menschen durch Medikamente ohnehin stark gefordert, Übergewicht ist eine zusätzliche Belastung.

Viele Menschen betrachten ihre Gewichtszunahme kritisch und wünschen sich Abhilfe. Menschen mit Fibromyalgie profitieren davon gleich mehrfach, denn leichte Kost erleichtert nicht nur die Gewichtsreduktion, sondern lindert auch einige typische Symptome. So müssen sie nicht bis zum nächsten Wiegen warten, manchmal ist der Erfolg sofort spürbar.

Wer kleinere Mahlzeiten und leichte Kost wählt, verringert die Reizmagen- und Reizdarm-Attacken. Der Verzicht auf Alkohol und zuckergesüßte Speisen (auch Honig) unterstützt diesen Effekt. Rumoren im Gedärm ist lästig, manchmal auch schmerzhaft. Diese spürbare Rückmeldung des Gehirns entspricht aber nur einem winzigen Bruchteil der neuronalen Aktivität. Das Nervennetz um Darm und Organe besteht aus ebenso vielen Nervenzellen wie das Rückenmark und steht über das vegetative Nervensystem sowie über die Glückshormone Serotonin und Dopamin mit dem Gehirn in Kontakt. Reizdarm bedeutet Stress im enterischen Nervensystem, der sich auch auf das allgemeine Stressniveau auswirkt.

Die Schlafqualität profitiert davon, wenn fette Chips und Schokolade nicht noch zur Verdauungsaktivität animieren. Der Schlummertrunk ist auch keine besonders gute Idee, denn Alkohol erleichtert zwar das Einschlafen, verhindert aber das Durchschlafen und sabotiert so den erholsamen Schlaf. Die meisten Menschen wachen pro Nacht vier- bis siebenmal kurzzeitig auf. Fast immer ist diese Wachphase sehr kurz, am nächsten Morgen fehlt die Erinnerung daran. Nur wenn Störungen wach halten, werden die Schlafunterbrechungen wahrgenommen. Alkohol ist für einen ganzen Strauß davon verantwortlich: Harndrang, Durst, Kopfschmerz, innere Unruhe, Grübeln, unbequemes Körpergefühl und zuckende Beine.

Menschen mit Fibromyalgie erleben immer wieder Heißhungerattacken, denen ein deutlich spürbarer Blutzuckerabfall vorausgeht. Betroffenen wird schwindelig, das Herz klopft energisch, erst Süßes stabilisiert den Kreislauf wieder. Wie bei unterzuckerten Diabetikern hilft ein Stück Traubenzucker, doch die meisten Betroffenen bevorzugen etwas Leckeres. Dabei empfiehlt sich Qualität vor Quantität: nicht ein großes Stück Plundergebäck, sondern eine Praline. Viel Kuchen provoziert zusätzliche Insulinausschüttung, und der Zucker wird sofort wieder aus dem Blut entfernt. Die Kalorien werden gleich mit abgespeichert. Eine Praline aus dunkler Schokolade enthält genug Zucker, um die Heißhungerattacke abzuwehren, aber deutlich weniger Kalorien als Plundergebäck – und sie garantiert einen lang anhaltenden Schokoladengeschmack im Mund.

!

Ein soziales Netzwerk zu unterhalten kostet viel Kraft.

Geselligkeit suchen

Auch chronisch kranke Menschen, die fast täglich unter Schmerzen leiden, freuen sich über geselligen Kontakt. Gesunde können sich das kaum vorstellen, denn wer nur vorübergehend krank ist, zieht sich dann gern zurück. Aber Menschen sind soziale Säugetiere. Ohne sozialen Austausch werden sie krank: zunächst das

Gemüt, dann auch der Körper. Der Nobelpreisträger und Pionier der vergleichenden Verhaltensforschung Konrad Lorenz prägte den Satz „Ein Affe ist kein Affe". Damit ist auch der Mensch gemeint.

Die Anwesenheit von Mitmenschen garantiert noch keine Geselligkeit, man kann auch im Getümmel einsam sein. Wichtig ist der Austausch mit vertrauten Menschen, damit man sich als Teil eines sozialen Netzwerks fühlen kann. Darin eingebunden zu sein, ist schon für Affen eine Überlebensgarantie. Doch während ein enger Sozialverband bei Affen maximal 50 Individuen umfasst, sind es beim Menschen etwa rund 150. Bei über 20 Stammesgesellschaften, von denen Statistiken existieren, liegt die durchschnittliche Größe eines Stammes bei 153. Ein gesundes soziales Netzwerk zu unterhalten, ist selbst für Gesunde schwierig, wenn man Kontakte über soziale Medien unberücksichtigt lässt. Menschen mit Fibromyalgie, die an schlechten Tagen mit

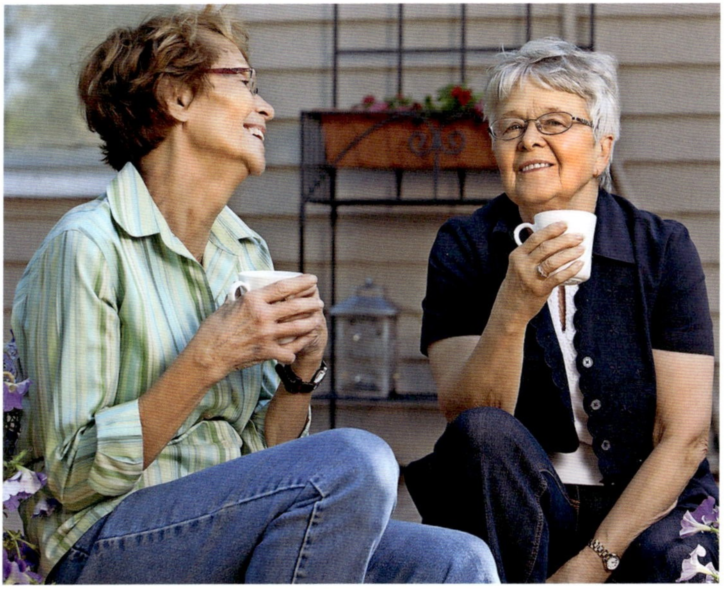

Wichtig ist der Austausch mit vertrauten Menschen.

hohem Leidensdruck keine Kontakte pflegen können, müssen sich dieser Aufgabe aktiv widmen.

Dabei sollte man zwei Kategorien von Sozialpartnern unterscheiden, die persönlichen und die thematischen. Selbstverständlich sind es immer Menschen, die das soziale Netzwerk bilden. Doch einige sind als Person relevant, weil sie Lebenspartner, Freund, Verwandtschaft oder Nachbar sind. Andere repräsentieren dagegen gemeinsame Interessen, wie Kollegen, Geschäftspartner, Bekannte von Freunden, Vereinskameraden oder Mitglieder der Patienten-Selbsthilfe. Das bedeutet nicht, dass sich mit Menschen aus der zweiten Gruppe keine Freundschaften entwickeln können. Das war aber nicht der Grund, sie in das soziale Netzwerk aufzunehmen.

Für die Balance des sozialen Netzwerks ist es wichtig, in beide Gruppen ausreichend Zeit zu investieren. Menschen mit Fibromyalgie haben sehr viel weniger Zeit als Gesunde. Die schlechten Tage fallen de facto aus. An den guten Tagen müssen neben der Pflege von Sozialkontakten auch viele andere Aufgaben erledigt werden. Je enger die soziale Beziehung ist, umso eher ist exklusiver Kontakt gewünscht – von beiden Seiten. Bei einem ohnehin knappen Zeitbudget ergibt sich ein Dilemma: entweder hinreichend intensiver Kontakt zu engen Vertrauten und deshalb nur sporadischer Kontakt zu allen anderen oder breit gestreute Kontakte mit dem Risiko, dass sich vormals enge Bindungen lockern. Die eine richtige Strategie gibt es dabei nicht. Wer aber die Alternativen und Zwänge kennt, kann sich souverän entscheiden.

Im Gespräch mit Mitgliedern der ersten Gruppe dominieren gemeinsame Bekannte und deren Verankerung im sozialen Netzwerk. Belastbarkeit und Veränderungen der sozialen Beziehungen nehmen einen weiten Raum ein. In der zweiten Gruppe dominieren dagegen Sachthemen die Gespräche. Dabei hat sich gezeigt, dass im Gegensatz zur ersten Gruppe vertraute Themen sehr viel beliebter sind als spektakuläre Neuigkeiten. Offensichtlich sind Menschen schlechte Erzähler, ihre Geschichten sind oft lückenhaft. Wird über weitgehend Bekanntes berichtet, gelingt es den Zuhörern jedoch, die Lücken in der Erzählung zu füllen. Das macht auch den Charme der Patienten-Selbsthilfe aus. Denn hier muss nicht jedes Mal das Leid detailliert geschildert werden, man darf darauf vertrauen, dass es dem Gegenüber vertraut ist. In den Selbsthilfegruppen wird übrigens weit weniger über die Erkrankung und ihre Symptome gesprochen als außerhalb. Denn das ist in diesem Kreis gar nicht nötig.

Ein weiterer wichtiger Anreiz für Geselligkeit ist Fröhlichkeit. Lachen ist gesund und gelingt in Gesellschaft häufiger. So reduziert Lachen die Schmerzwahrnehmung, senkt die Stressbelastung und Angst, stärkt das Immunsystem und hilft dem Kreislauf auf die Sprünge. Durch die allgemeine Stimmungsaufhellung lustiger Gesellschaft verbessert sich sogar die Schlafqualität. Fröhliche Geselligkeit ist für Menschen mit Fibromyalgie effektive Therapie!

Erfolg selber definieren

Wie Sie schon gelesen haben, gelten Menschen mit Fibromyalgie als besonders pflichtbewusst. Sie wollen ihre Aufgaben sehr gut und schnell erledigen. Sie sind überdurchschnittlich leistungsbereit. Auf den ersten Blick fällt es schwer, diese Charaktereigenschaft als Schwäche zu verstehen. Erst bei genauerem Hinsehen wird die daraus resultierende Verletzlichkeit augenfällig. Sie wollen es anderen rechtmachen und stellen eigene Interessen hintan. Sie messen ihren persönlichen Erfolg daran, wie zufrieden andere mit ihrer Leistung sind. So machen sie sich abhängig von Beachtung und Zustimmung, vom positiven Feedback. Damit sind sie auch anfällig gegenüber sozialer Zurückweisung. Viele Menschen mit Fibromyalgie können von persönlicher Erfahrung als Mobbing-Opfer berichten.

Dabei sind die Leistungen während guter Tage zumeist überdurchschnittlich, lediglich an schlechten Tagen mit besonders

!

Sie allein bestimmen, was ein erfolgreicher Tag war.

hohem Leidensdruck kann das gewöhnliche Arbeitspensum nicht erledigt werden. Menschen mit Fibromyalgie neigen jedoch dazu, sich übermäßig viel Arbeit zuzumuten. In der Euphorie guter Tage übernehmen sie auch noch Aufgaben, um andere zu entlasten. Sie leiden dann doppelt, wenn schlechte Tage dazwischenkommen: Die Arbeit bleibt unerledigt, und man glaubt die Kollegen, Freunde, Familienangehörige, denen man sie abgenommen hat, zu enttäuschen.

Anfälligkeit für Mobbing und Selbstüberforderung sind die Kehrseite der besonders hohen Leistungsansprüche, die Menschen mit Fibromyalgie an sich selbst stellen. Doch dieser Schwachpunkt öffnet auch die Chance auf ein besseres Leben trotz Fibromyalgie. Denn hier offenbart sich ein Ansatzpunkt für erfolgversprechende Therapiemaßnahmen wie die kognitive Verhaltenstherapie oder das Achtsamkeitstraining, die nicht wie Medikamente von außen zugeführt werden, sondern durch Veränderung des Umgangs mit Körper und Selbstbewusstsein von innen wirken.

Wer selbst definiert, was eine sinnvolle Aufgabe ist und bis wann sie wie gut erledigt werden sollte, hat bessere Chancen, Stress zu vermeiden. Es ist ein Irrtum, anderen Menschen zu unterstellen, dass sie das besser beurteilen könnten.

Optimistisch denken

!

Optimisten führen ein subjektiv besseres Leben!

Optimismus hat nichts mit „positivem Denken" zu tun. Optimismus ist eine zuversichtliche Lebensauffassung und Persönlichkeitseigenschaft, kein Psychotrick. Die Methode des „positiven Denkens" versucht mit einer positiven Sprache, die keine negativen Formulierungen zulässt, die Wahrnehmung des Anwenders zu manipulieren. Was er für „wahr" hält, soll sich dann genau so in seinem Leben verwirklichen. Optimisten sind da realistischer. Sie kennen ihre einseitige Weltsicht und freuen sich daran, dass sie dadurch etwas schöner wird.

Ein gutes Beispiel ist die Wetterempfindlichkeit von Menschen mit Fibromyalgie. Bei Sonnenschein, der gesunde Menschen durchweg erfreut, blendet das grelle Licht und verursacht sogar Schmerzen. Wärme und Schwüle verstärken den Effekt, denn nun erzeugt der schwitzende Körper klebrige Haut, Ödeme bewirken ein Druck- und Spannungsgefühl. Jedes Darüberstreichen verursacht Schmerzen. Bei nasskaltem Wetter verkrampft die Muskulatur, und der typische Fibromyalgieschmerz wird intensiver wahrgenommen. Besonders ärgerlich daran ist, dass der Wettereinfluss nicht abgeschaltet werden kann.

Man kann das Wetter nicht ändern und auch die Reaktion des Körpers nicht, aber die innere Einstellung dazu! Die optimistische Perspektive kennt den Zusammenhang zwischen Wetter und Beschwerden, weiß um die Unabänderlichkeit der Körperreaktion und erkennt die schmerzhaften Folgen an. Derweil hadern andere mit der Wetterentwicklung und klagen über das verstärkte Leid, das ausgerechnet sie jetzt schon wieder trifft. Optimisten führen kein objektiv besseres Leben, aber ein subjektiv leichteres.

Wer mit Optimismus darauf vertraut, dass sich eine kritische Situation, der kommende Tag und das Leben insgesamt positiv entwickeln werden, entspannt nicht nur Geist und Gemüt, sondern verbessert auch direkt die Gesundheit. Das Infektionsrisiko sinkt um mehr als 50 Prozent, Herz und Kreislauf werden spürbar entlastet. Auch eine Schmerztherapie wirkt deutlich besser, wenn Patienten die Behandlung optimistisch angehen. Haben sie dagegen eine negative Erwartung, wird der Schmerz nur wenig bis gar nicht gelindert.

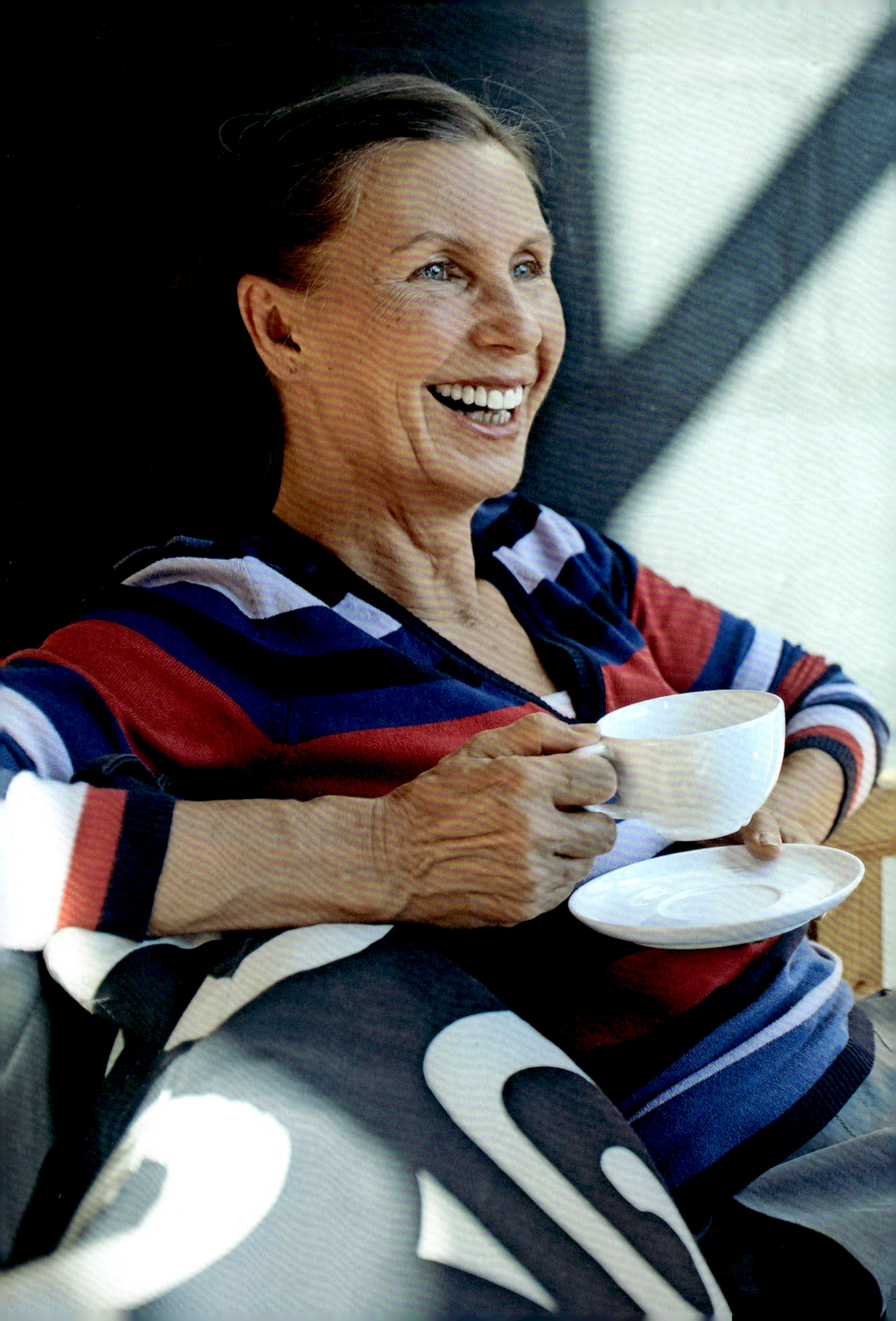

KOMMUNIKATION – DER SCHLÜSSEL ZU EINEM GUTEN LEBEN TROTZ FIBROMYALGIE

Miteinander sprechen hilft immer, nicht nur bei Fibromyalgie oder anderen Krankheiten. Wer seine Beschwerden gut beschreiben und seine Wünsche klar äußern kann, hat es leichter im Umgang mit dem Gegenüber, das eine so komplexe Erkrankung nur schwer verstehen kann. Wie Sie mit Freunden, Kollegen, dem Arbeitgeber und Ämtern am besten kommunizieren, um zu erreichen, was Sie brauchen, erfahren Sie in diesem Kapitel.

Warum Kommunikation so wichtig ist

Mit der Diagnose Fibromyalgie ist ein vollkommen schmerzfreier Tag unwahrscheinlich. Aber es gibt gute und schlechte Tage; Tage mit erträglichen und mit extrem quälenden Schmerzen, Tage mit wenig und mit sehr einschränkender Bewegungsfähigkeit, Tage mit unbändiger Agilität und Motivation und Tage mit vollständiger körperlicher und psychischer Erschöpfung.

Glücklicherweise gehören zur Fibromyalgie auch die guten Tage. Für diese Episoden mit geringem Leidensdruck muss man sich nicht rechtfertigen, man sollte sie ganz bewusst erleben. Denn es gibt auch Tage, in denen der Schmerz die Oberhand gewinnt und das Leben dominiert, Tage, an denen die Gesamtheit der Beschwerden bewirkt, dass man sich rundherum elend fühlt. Wichtig ist, daraus keinen weiteren Stress zu generieren, denn das würde zusätzliche Belastungen bewirken. Es ist legitim, sich an solchen Tagen zurückzuziehen, soziale Kontakte zu meiden und Aufgaben unerledigt zu lassen. Man muss auch sich selbst gegenüber nachsichtig sein.

> **!**
> Man muss auch sich selbst gegenüber nachsichtig sein.

So intensiv die Unterschiede zwischen guten und schlechten Tagen empfunden werden, anzusehen sind sie den Betroffenen oft nicht. Vertraute Menschen mögen die Liste typischer Symptome kennen, aber nachempfinden können sie die aktuellen Beschwerden nicht. Für das empathische Beurteilen fehlen einfach die sichtbaren Anhaltspunkte. Das zwingt Menschen mit Fibromyalgie dazu, ihr „unsichtbares" Leiden anschaulich zu schildern. Es ist wichtig, seinen aktuellen Leidensdruck in seiner Vielfalt und Intensität mitzuteilen und zu beschreiben. Das bringt jedoch zwei Probleme mit sich:

- Der Zweifel, ob man richtig verstanden wurde und ob das Leiden auch wirklich geglaubt wurde, erzeugt Stress. Das Erzählen selbst verstärkt den Schmerz.

- Die richtigen Worte zu finden, um das empfundene Leiden auszudrücken, ist eine schwierige Aufgabe. Normalerweise darf man bei Beschreibungen darauf bauen, dass den Zuhörern vergleichbare Gegenstände, Empfindungen und Bewertungen aufgrund eigener Erfahrung als Erinnerung verfügbar sind. Bei der Schilderung von Fibromyalgie-Schmerzen oder anderen Symptomen fehlen diese Vergleichsvorlagen. Ein unterstützender Verweis auf sichtbare Veränderungen, die Rückschlüsse auf die Art und Stärke der aktuellen Beschwerden erlauben, ist nicht möglich. Das FMS verursacht keine Spuren am Körper, die für Nicht-Betroffene wirklich aussagekräftig wären.

So bleibt fürs Sprechen über Fibromyalgie nur das persönliche Erzähltalent. Nicht alle Erkrankten trauen sich zu, ihre Beschwerden anschaulich zu schildern. Solche Selbstzweifel sind vielen Menschen mit Fibromyalgie vertraut. Doch sie sind vielfach unbegründet. Denn durch Übung entwickelt sich eine authentische Erzählung. Und es gibt kaum eine Patientengruppe, die so häufig gedrängt wird, von ihrer Erkrankung zu erzählen, wie Menschen mit Fibromyalgie.

Durch Routine entwickelt sich nach und nach eine anschauliche Erzählung über die persönliche Fibromyalgie. Erster und aufmerksamster Zuhörer ist der Erzähler selbst, eine nicht unproblematische Situation. So wie sich bei einem Gespräch über Flöhe und Läuse die Teilnehmer unwillkürlich kratzen, so verstärkt das Sprechen über akut empfundene Fibromyalgie-Symptome deren Intensität: Um sie möglichst präzise zu beschreiben, konzentriert sich die sensorische Aufmerksamkeit genau darauf. Die Aufarbeitung im Gehirn und die konkrete Formulierung versetzen das Empfinden ins Zentrum des aktuellen „Bildes von der Welt“ und verstärken es dadurch. Wiederholungen verstärken diesen Effekt – leider.

Zudem neigen Menschen dazu, Erzählungen so zu gestalten, dass sie positiv aufgenommen werden. Die Verführung ist groß, mit Vorliebe zu erzählen, was gut ankommt. Damit beeinflussen eigentlich die Zuhörer den Inhalt der Erzählung, obwohl sie deren Grundlage gar nicht kennen. Fatal ist dabei, dass Menschen Geschichten, die sie häufiger erzählt haben, für selbst erlebt halten. Wer als Patient von seinen Zuhörern zu Ausschmückungen seiner Schilderungen über Fibromyalgie gedrängt wird, läuft mit der Zeit Gefahr, diese zusätzlichen Leiden tatsächlich zu spüren, denn auch hier gilt: Jede Wiederholung verstärkt den Effekt.

Deshalb ist es wichtig, eine eigene, ehrliche, faktengetreue und selbstkritische Erzählung der persönlichen Fibromyalgie zu entwickeln. Eine ehrliche Betrachtung der Beschwerden hilft dann auch, gute Tage zu erkennen und zu genießen. Und nur so versteht auch die Umwelt die Unterschiede in Ihrem Befinden und kann besser darauf eingehen. Wie Sie das Gespräch gestalten, liegt bei Ihnen: Sie tragen die Verantwortung für den Kommunikationsprozess – nicht Ihre Zuhörer.

!

Wie Sie das Gespräch über Ihre Erkrankung gestalten, liegt bei Ihnen.

Partner, Familie und Freunde

Der geliebte Partner und andere Familienmitglieder können chronische Schmerzen lindern. Die verständnisvolle Achtsamkeit vertrauter Menschen schafft Geborgenheit, die Stressbelastung sinkt. Zudem erkennen die geschulten Beobachter frühzeitig Fehl- und Schonhaltungen sowie typische Fibromyalgie-Symptome, die von den Betroffenen selbst noch ignoriert werden. So helfen Lebenspartner und Familie doppelt: An guten Tagen durch ermunternde Unterstützung, hilfreiches Verhalten zu üben, und an schlechten Tagen durch die Ermutigung, Hilfe anzunehmen.

Allzu offensive Fürsorge kann den Leidensdruck allerdings vergrößern. Das demonstriert ein Experiment unter der Leitung von Professorin Dr. Kati Thieme (heute am Institut für Medizinische Psychologie der Philipps-Universität Marburg): Frauen mit

Fibromyalgie sollten ein gleichmäßig beschmutztes Fenster putzen, während ihr Lebenspartner sie dabei beobachtet. Saubermachen ist eine Alltagstätigkeit, die für viele Patientinnen nicht nur lästig und anstrengend ist, sondern auch schmerzhaft. Dabei gibt es Bewegungen, die leichtfallen, während andere mit größerer Wahrscheinlichkeit Schmerzen hervorrufen. Fensterputzen konzentriert diese Vielfalt der Belastungen auf engem Raum – ideale Bedingungen für experimentelle Beobachtungen. Blieb der Partner unbeteiligter Beobachter, ohne Hilfe anzubieten, traten bei einigen Bewegungen und an manchen Putzstellen vorhersehbar Schmerzen auf. Half der Partner dagegen bei besonders schwierigen Passagen, spürten die Frauen eine deutliche Entlastung. Drängte der Partner jedoch die Unterstützung bereits bei ersten Schmerzanzeichen in Körperhaltung oder Mimik auf, verstärkte sich der Leidensdruck maximal. Das überraschende Ergebnis: Nicht der ignorante Partner, sondern der aufdringlich einfühlsame und fürsorgliche verstärkt den Leidensdruck am stärksten! Eine Schmerzentlastung erlebten die Patientinnen am meisten, deren Partner Unterstützung nur dann leisteten, wenn sie wirklich notwendig war.

Die Psychologin erklärt diesen unerwarteten Effekt als „Fehlinterpretation sozialer Zuwendung“: Das erkennbare Leiden weckt die Fürsorge des Partners, der unmittelbar Hilfe anbietet und damit die ersehnte, stressreduzierende soziale Zuwendung gewährt. Die Patienten lernen, dass erkennbares Leiden soziale Zuwendung hervorruft. Ein fataler Fehlschluss, der letztendlich die Leidensintensität verstärkt. Denn sichtbar gemachte oder anschaulich geschilderte Schmerzen werden besonders intensiv empfunden.

Lebenspartner und Familienmitglieder sollten deshalb aber nicht ihre soziale Zuwendung zurücknehmen. Fürsorge und Geborgenheit sind Garanten für effektive Stressreduktion und Schmerzprävention. Lediglich die Verknüpfung zwischen

Schmerzen und Zuwendung sollte vermieden werden. Hilfreich ist beispielsweise, wenn schmerzprovozierende Tätigkeiten nicht abgebrochen oder von anderen übernommen, sondern gemeinsam beendet werden. Wenn nicht schlechte Tage mit Besuchen belohnt werden, sondern an guten Tagen gemeinsame Unternehmungen locken. Partner sollten dabei den Schmerz „einfühlsam ignorieren" und dabei helfen, dass Sie trotz Schmerz ein weitgehend normales Leben führen können, aber Extrembelastungen rechtzeitig erkennen und dann Hilfe anbieten.

So sehr Fibromyalgie das Leben prägt, das Leiden darf nicht auch die Partnerschaft und das Familienleben dominieren. Die Menschen in unserem engen sozialen Umfeld haben ein Anrecht auf einen zumindest zeitweise fröhlichen, vielleicht sogar erotischen Partner oder auf ein erlebnishungriges, engagiertes und spontan begeisterungsfähiges Familienmitglied. Sonst wächst bei den Angehörigen Verdruss, der sich nicht nur gegen die Erkrankung, sondern womöglich auch gegen den Erkrankten richtet.

!

Gespräche mit dem Partner und der Familie können den Leidensdruck senken.

Gespräche mit dem Partner und der Familie, aber auch andere Formen intensiver sozialer Zuwendung können den Leidensdruck senken und die Wahrscheinlichkeit für gute Tage vergrößern. Trost an schlechten Tagen ist nur dann langfristig hilfreich, wenn er nicht selbst zum ersehnten Ziel wird, sondern ein Mittel zur Stressreduktion bleibt. Im Folgenden finden Sie Tipps für Freunde und Familie, die das gegenseitige Verständnis und das Zusammenleben erleichtern.

„Ich bin für dich da, wenn du mich brauchst"

Fibromyalgie ist eine individuelle und von Tag zu Tag veränderliche Erkrankung. Man muss aber nicht ständig nachfragen, was den Patienten heute quält. Auch offensichtliches Leiden ist nicht zwingend ein „stummer Schrei nach Zuwendung", der das fragend formulierte Aufzählen möglicher Ursachen oder Abhilfen rechtfertigt: „Tut dir die Schulter weh?", „Soll ich dir einen Tee bringen?“ Menschen, die sich um ein möglichst normales Leben bemühen, fühlen sich dadurch bedrängt. Vertrauen Sie darauf, dass Sie schon gebeten werden, wenn Unterstützung gewünscht ist. Wichtig ist es, zuverlässig da zu sein, wenn Hilfe wirklich notwendig ist.

„Gute“ Ratschläge

Wer sich zuvor über Fibromyalgie informiert hat, kann dann auch kompetent unterstützen. Doch das Wissen über Fibromyalgie rechtfertigt noch keine Belehrung. Als Experten aus Betroffenheit kennen Menschen mit FMS die meisten gut gemeinten Ratschläge bereits. Bei einer so komplexen Erkrankung ist es aber manchmal angenehmer, solche Tipps zu ignorieren, um schwerwiegende „Nebenwirkungen“ zu vermeiden. Gehen Sie davon aus, dass Ihr krankes Gegenüber längst über einen umfangreichen Erfahrungsschatz verfügt, dann kommen Sie auch weniger in Versuchung, ungebeten „gute“ Ratschläge zu erteilen.

Niemand ist schuld

Fibromyalgie ist ein tragischer Schicksalsschlag. Niemand ist „schuld“ daran, dass genau dieser Mensch betroffen ist. Deshalb ist es auch nicht hilfreich, in Gesprächen ständig nach Ursachen zu suchen. Solche Spekulationen bergen das Risiko, in mittelbare Bezichtigungen zu münden. Wird eine mögliche „genetische Veranlagung“ benannt, sind unbewusst alsbald die Eltern persönlich angeklagt. Tipps für ausgewogene Ernährung und gesunden Lebenswandel können den Vorwurf beinhalten, dass der Kranke durch Nachlässigkeit selbst für sein Leiden verantwortlich sei. Auch wer pauschal „die Psyche“ verantwortlich macht, schiebt dem Patienten selbst die Schuld an seinem Leiden zu und trägt rein gar nichts Konstruktives bei. Meiden Sie Diskussionen um Schuld, am besten auch um mögliche Ursachen der Erkrankung.

!

Niemand ist schuld an Fibromyalgie.

Mitgefühl richtig dosieren

Es ist keinem Patienten geholfen, wenn andere mitleiden. Zumal konkretes Mitleid für einen gesunden Menschen kaum möglich ist. Ein „Ich kann dir das nachfühlen" provoziert eher ein „Nein, das kannst du nicht, denn solche Schmerzen hast du noch nie erlebt." Solch ein Dialog ist sicherlich kein guter Auftakt für eine sinnvolle Unterstützung.

Empathie zeigt man am besten durch Verständnis für das Leid, nicht durch Mitleid. Ständiges Nachfragen mit „Wie geht es dir?" wirkt lästig. Die Aufmerksamkeit wird dadurch wieder auf die Symptome gelenkt, die dann intensiver empfunden werden. Zudem bringt dauerhaftes Nachfragen den Betroffenen oft regelrecht in Erklärungsnot: Ein „Warum siehst du nun schon wieder so elend aus?" erzeugt Rechtfertigungsdruck.

Oftmals verbirgt sich hinter derartigen Fragen natürlich auch die Furcht vor der eigenen Unzulänglichkeit: „Kümmere ich mich genug?", mag sich mancher Partner überlegen. Dann dient Mitgefühl lediglich der Vergewisserung, ein guter Freund oder verlässlicher Verwandter zu sein. Dabei ist abwartendes Interesse erfolgreicher, als forsch Antworten zu fordern. Die anspornende Aufmunterung „Jetzt reiß dich doch mal zusammen" ist übrigens auch keine gern gehörte Alternative.

Verzicht erzeugt nur Frust

Entbehrungen lindern die Leiden von Menschen nicht. Wer die Lebensqualität Betroffener verbessern will, sollte sich vorrangig um gemeinsamen Spaß bemühen, anstatt Genuss und Freude unter den Verdacht potenzieller Gesundheitsbeeinträchtigung zu stellen. Es ist ein Irrglaube, dass ein entbehrungsreiches Leben gesund oder gut sei. Genussfreie Ernährung und freudlose Freizeitgestaltung senken nur die Lebensqualität des Betroffenen noch weiter. Dagegen ist Spaß ein Garant für Lebensfreude und für bessere Gesundheit, selbst bei Fibromyalgie. Dabei können

Sie gerne mitmachen: Engagieren Sie sich als „Animateur“ für gemeinsame Aktivitäten, sobald es dem Betroffenen möglich ist.

Geduld haben

Leider können Menschen mit Fibromyalgie nicht langfristig planen, wann sie solche Aktivitäten mitmachen. An guten Tagen haben sie ihre Schmerzen und andere Beschwerden weitgehend im Griff, an schlechten Tagen wird die Belastung übermächtig. Vorhersehen lässt sich das nicht. Am meisten leiden die Betroffenen selbst unter dieser aufgezwungenen Unzuverlässigkeit. Es ist dann besonders angenehm, wenn Verwandte und Freunde geduldig sind und auch eine kurzfristige Terminabsage nicht als Zurückweisung auffassen.

!

Besser ist es, ein Treffen spontan zu verabreden und sich vorher abzustimmen.

Es ist nicht ihr Lebenszweck, andere glücklich zu machen – auch nicht, wenn er oder sie an Fibromyalgie leidet. Verwandter eines Patienten ist man durch Schicksal, ein Freund aus eigenem Entschluss. In jedem Fall ist diese Rolle aber lediglich ein Aspekt, ein Segment der Freizeitgestaltung. Diese Tatsache, so offensichtlich sie als Ratschlag erscheint, wird oftmals ignoriert – von den Erkrankten ebenso wie von den Helfenden. Pflichtbesuche sind für beide Seiten lästig, oftmals auch für beide ungelegen und anstrengend. Besser ist es daher, ein Treffen spontan zu verabreden und sich vorher abzustimmen, ob gerade zu diesem Termin ein „guter Tag“ getroffen wurde, an dem gemeinsame Aktivitäten möglich sind. Wenn es heute ungünstig ist, sieht es nächste Woche vielleicht schon wieder ganz anders aus. Der Freundschaft oder der verwandtschaftlichen Beziehung kommt das sicherlich zugute.

Kollegen und Bekannte

Menschen, denen man am Arbeitsplatz oder in der Freizeit regelmäßig begegnet, bemerken die Symptome der Fibromyalgie und fragen danach. Bei vielen motiviert ehrliches Mitgefühl dazu, manchmal auch nur Höflichkeit oder die Hoffnung auf Neuigkeiten. Genug Geduld für eine ausführliche Antwort haben nur wenige. Sobald sie bekannte Stichworte hören, werden eigene Erlebnisse oder gar Ratschläge eingeworfen. Das ist zumeist gut gemeint: So möchten sie zeigen, dass sie Anteil nehmen.

Vergleiche ziehen

Anteilnahme bedeutet für viele Menschen, vergleichbare Erlebnisse im Bewusstsein zu aktivieren. Mitgefühl für bislang Unbekanntes ist nur unzureichend und mit viel Einfühlungsvermögen, Zeit und Willen möglich. Der Rückgriff auf vertraute Empfindungen und Erinnerungen fällt leichter, und die Mehrzahl der Menschen bevorzugt diese Möglichkeit, um das Leid anderer zu verstehen. Was Dauerschmerz und andauernde Stressbelastung für die Lebensqualität bedeuten, können in dieser Hinsicht Gesunde aber kaum nachempfinden. Akute Schmerzen kennt zwar jeder, von Verletzungen oder als Bauchschmerzen, Rückenschmerzen oder Zahnweh. Aber chronischer Schmerz und Fibromyalgie-Schmerzen sind etwas grundsätzlich anderes. Die meisten Menschen haben keine Erfahrung damit und können deshalb nicht verstehen, warum es unter den schmerzbelasteten Tagen auch gute Tage geben kann.

Fibromyalgie-Symptome sind in ihrer Gesamtheit und Wechselwirkung etwas anderes als gelegentlich auftretende mentale oder körperliche Beschwerden, die Gesprächspartnern mit denselben Begriffen bezeichnen würden. So kommt es, dass wohlmeinende Ratschläge erteilt werden. Für Menschen mit Fibromyalgie ist das eine doppelt unangenehme Situation: Zum einen sind die Ratschläge zumeist nutzlos, sie zu befolgen bringt nichts, oftmals wäre es sogar schädlich. Zum anderen versetzt sie dieses Zurückweisen in eine Rechtfertigungsposition: Man muss erklären, warum man den gut gemeinten Ratschlag ignoriert – dabei hatte man ja gar nicht darum gebeten.

> !
>
> Fibromyalgie-Symptome sind in ihrer Gesamtheit und Wechselwirkung etwas anderes als gelegentlich auftretende mentale oder körperliche Beschwerden.

Mit „guten" Tipps klarkommen

Für Menschen mit Fibromyalgie ist es besonders schwierig, mit solchen Situationen umzugehen. Denn oft fragen die Tippgeber nach, wie hilfreich ihr Ratschlag war. Dass er bewusst und aus gutem Grund ignoriert wurde, ist für sie nicht vorstellbar. Gerade weil es gegen Fibromyalgie nur wenig medizinisch sinnvolle Maßnahmen zur Linderung der Symptome gibt, sind Tipps zu esoterisch inspirierten Heilmethoden so populär: Wenn sonst nichts hilft, müsse man doch diesen wertvollen Hinweis berücksichtigen, den Empfehlungen folgen und dafür dankbar sein. Den Ratschlag auszuschlagen, passt nicht ins Konzept der Tippgeber.

Hier ist Fingerspitzengefühl erforderlich und gleichzeitig Skepsis gegenüber scheinbar Wunder bewirkenden Therapien notwendig. Andererseits möchte auch ein Fibromyalgie-Betroffener niemanden kränken. Robuste Naturen belastet es weniger, hier eindeutig Position zu beziehen, sensible Menschen spüren jedoch einen starken sozialen Druck, der Stress auslösen kann. Dann wird der wohlmeinende Ratschlag oder die penetrante Frage nach dem Erfolg der empfohlenen Maßnahme rasch zur symptomverstärkenden Belastung.

Weisen Sie diese Form der Hilfe daher freundlich, aber bestimmt zurück. Schweigen genügt leider nur selten. Wer damit wartet, bis sich die optimale Gesprächssituation ergibt, verschlimmert die Situation und setzt sich selbst unter Druck, der mit jedem Treffen mit dem Tippgeber größer wird. Es sind dann die schmerzintensiven schlechten Tage mit niedriger Belastungsgrenze, an denen die innere Anspannung dazu führt, dass man den anderen plötzlich grob zurückzuweist.

!

Der Wechsel von intensiver und erträglicher Belastung durch Fibromyalgie ist für andere kaum verständlich.

Erklärungen helfen

Schlechte und gute Tage, der Wechsel von intensiver und erträglicher Belastung durch Fibromyalgie sind für Freunde und Kollegen kaum verständlich. Bei anderen Erkrankungen bedeutet eine Veränderung der Symptome, dass sich der Gesundheitszustand entweder verschlimmert oder sich Genesung ankündigt. Zumindest kann man demjenigen ansehen, wenn es ihm schlechter geht oder ab wann Besserung eingetreten ist. Für Fibromyalgie jedoch ist typisch, dass sich die Intensität der Beschwerden und Belastungen von Tag zu Tag verändert, ohne dass Laien das erkennen können. Heute ist es kaum möglich aufzustehen, noch gestern aber konnte er doch reisen oder einen kompletten Arbeitstag absolvieren! Familienangehörige erleben Patienten auch an den schlechten Tagen und kennen diese Schwankungen, Freunde und Kollegen sehen sie nur an guten oder zumindest besseren Tagen, an extrem schlechten Tagen nicht.

Wer möchte, dass die Menschen im seinem Umfeld Fibromyalgie verstehen, sollte diesen wichtigen Aspekt erklären. Nur dann wird verständlich, warum es aufgrund einer FMS-Erkrankung oft nicht möglich ist, etwa eine Verabredung einzuhalten oder warum in letzten Konsequenz sogar die Fähigkeit zu regelmäßiger Erwerbsarbeit in Frage steht. Menschen mit Fibromyalgie können attestiert arbeitsunfähig sein und sich dennoch sehr intensiv ehrenamtlich engagieren, beispielsweise in der Selbsthilfe.

Richtig mit dem Arzt reden

Menschen mit Fibromyalgie haben viele Arzttermine im Kalender stehen. Die Ausschlussdiagnose ist nötig, um alle alternativen Ursachen für die FMS-Symptome zu prüfen und zu verwerfen, daher ist der Besuch bei einer Vielzahl von Spezialisten notwendig. Viele Betroffene empfinden diese vermeintlich ergebnislosen Diagnosen als belastend und klagen über eine „Odyssee von Arzt zu Arzt“. Doch gerade diese negativen Ergebnisse sind ja typisch für Fibromyalgie, erst in der Gesamtschau mehrerer Facharztbesuche kann die Diagnose FMS gestellt werden. Durch gute Vorbereitung und wechselseitiges Verständnis können Sie die Gespräche mit den Ärzten erheblich verbessern: sowohl in ihrer medizinischen Effizienz als auch in ihrer Atmosphäre.

!

Eine gute Vorbereitung verbessert die Gespräche mit Ihrem Arzt.

Jeder Facharzt hat sein Spezialgebiet. Orthopäden konzentrieren sich auf den Bewegungsapparat, Rheumatologen sind auf generalisierte Entzündungsprozesse fokussiert, die sich an Organen und Gelenken manifestieren. Ein Neurologe richtet seine Aufmerksamkeit auf das Gehirn und die Nerven, ein Internist auf die Physiologie der inneren Organe, ein Gastroenterologe auf die Verdauungsorgane. Psychologen kümmern sich vorrangig um die seelische und geistige Gesundheit, körperliche Beschwerden werden unter dem Aspekt psychosomatischer Wechselbeziehungen beurteilt. Nicht jeder Arzt kann für alles zuständig sein, sehen Sie es ihm daher nach, wenn er sich nur auf sein Fach beruft – er tut, was er kann!

Standardisierte Fragenkataloge

Daher hat auch jede medizinische Fachdisziplin ihren eigenen diagnostischen Blick auf den Patienten und die Symptome seiner Erkrankung. Es ist sinnvoll, dabei einem festgelegten, oft sogar standardisierten Katalog von Fragen und Untersuchungen zu folgen. Je nachdem, wie die Antwort oder das Untersuchungsergebnis ausfallen, steht die nächste Frage bereits fest. Dabei bestimmt die Wichtigkeit für die Diagnose die Reihenfolge der Fragen, nicht die quälenden Beschwerden oder der aktuell besonders intensiv empfundene Leidensdruck. Machen Sie sich klar, dass Ihr Arzt diese Symptome nicht ignoriert, sie sind nur für die Diagnose dieser Fachdisziplin in diesem Moment (noch) nicht relevant. Einige Aspekte, die von einem Patienten mit Fibromyalgie in Verbindung gebracht werden, können für einzelne Fachärzte sogar irrelevant sein.

!

Vertrauen Sie auf die Diagnosekompetenz Ihres Arztes.

Andererseits erlebt man als Patient, dass einzelne Fragen von allen Fachärzten in sehr ähnlicher Weise gestellt werden. Diese vermeintliche Wiederholung kann dazu führen, dass das Vertrauen in die Kompetenz der Ärzte beeinträchtigt wird – zu Unrecht. Denn mit großer Wahrscheinlichkeit wird die Frage an anderer Stelle gestellt, und dann hat Ihre Antwort ganz andere Folgen für die weitere Diagnose. Vertrauen Sie der Diagnosekompetenz Ihres Arztes. Sie selbst können die Effizienz der Diagnosegespräche verbessern, indem Sie bei der Beantwortung von unnötig erscheinenden Fragen geduldig bleiben und keine Informationen, nach denen nicht gefragt wurde, liefern. Ein guter Arzt nimmt sich nach dem strukturierten Diagnosegespräch noch Zeit für ergänzende Informationen, die Ihnen wichtig sind.

Wenn Sie gut vorbereitet sind, verbessert sich die Qualität des Arztgesprächs und die Verlässlichkeit der Diagnose. Wer nur vage antwortet, weil ihm in der Arztpraxis Details und Vielfalt der Entwicklung von Symptomen partout nicht mehr einfallen, wirkt unglaubwürdig. Dann ist aber nicht der penetrant nachfragende Arzt, sondern vielmehr der nachlässig vorbereitete Patient für den aufkommenden Stress und eine wenig harmonische Gesprächsatmosphäre verantwortlich. Beim Arzt-Patienten-Dialog sollten Sie dem Arzt die Gesprächsführung zugestehen, denn nur er kennt die Fragen, die sicher zur Absicherung der Diagnose führen. Dabei ist er auf Antworten von Ihnen angewiesen, die zutreffend, vollständig und möglichst präzise formuliert sind. Hier ist es hilfreich, wenn Sie Begriffe verwenden, die dem Arzt vertraut sind.

Die Beschreibung von Dauerschmerz

Besondere Sorgfalt verdient die Beschreibung des Leitsymptoms Dauerschmerz. Relevant sind Schmerzorte, Schmerzstärke und Schmerzcharakteristik der letzten Wochen und Monate, nicht nur die aktuelle Schmerzsituation. Regelmäßige Notizen, die mit Datum versehen die Veränderung der Schmerzbelastung festhalten, haben sich bewährt. Parallel dazu sollten Sie die Begleitsymptome protokollieren, etwa als Kalendernotizen, die auch an besondere Ereignisse erinnern, insbesondere an Stressauslöser oder an markante, schmerzverstärkende Wetterwechsel.

Die modere Schmerztheorie berücksichtigt nicht nur körperliche Ursachen und Folgen, sondern auch psychische und soziale Faktoren. Deshalb fragen erfahrene FMS-Ärzte auch nach seelischen Traumata sowie nach Misshandlungen im Kindesalter. Wird so eine Frage unerwartet gestellt, fällt es schwer, darauf zu antworten. Man fühlt sich überrumpelt, oft auch emotional überfordert – und schweigt. Wer sich bereits zu Hause mit dem Thema beschäftigt, kann beim Arzt Auskunft zu geben, ohne sich übermäßig zu belasten.

Die Schmerzbeschreibung

Der SF-MPQ („Short-Form McGill Pain Questionnaire") ist ein weltweit genutzter Fragebogen. Der Deutsche Schmerzfragebogen (DSF) wird von der Deutschen Schmerzgesellschaft e. V. empfohlen. Patienten, die sich mit ihrer Schmerzbeschreibung daran orientieren, dürfen darauf hoffen, von ihren Ärzten verstanden zu werden.

Beide Schmerzfragebögen nutzen eine vierteilige Bewertungsskala. Der SF-MPQ bittet darum, alle Adjektive nach ihrer Intensität und der gefühlten Schmerzstärke zu bewerten von 0 = keine, 1 = gering/leicht, 2 = mäßig, 3 = stark. Der DSF leitet die Bewertung ein mit „Ich empfinde meine Schmerzen als ..." und fragt nach der persönlichen Meinung zur Aussage 0 = trifft nicht zu, 1 = trifft ein wenig zu, 2 = trifft weitgehend zu, 3 = trifft genau zu.

SF-MPQ

a) sensorisch (Wahrnehmung des Schmerzreizes)

klopfend
stechend
heiß/brennend
klemmend
scharf
nagend
einschießend
schmerzend
schwer
(berührungs)empfindlich
durchtrennend

0 1 2 3

b) affektiv (Gefühlswirkung, Emotion)

ermüdend/erschöpfend
Übelkeit erregend
beängstigend
strafend/grausam

0 1 2 3

DSF

a) sensorisch (Wahrnehmung des Schmerzreizes)

klopfend
stechend
heiß
brennend
dumpf
drückend
pochend
ziehend

0 1 2 3

b) affektiv (Gefühlswirkung, Emotion)

elend
schauderhaft
scheußlich
furchtbar

0 1 2 3

Realistisch, aber beharrlich sein

Wer mit der Diagnose FMS rechnen muss, benötigt beim Arzt-Patienten-Gespräch mehr Geduld als andere und sollte den Arztkontakt nicht mit unrealistischen Hilfeerwartungen belasten. Fibromyalgie ist eine Ausschlussdiagnose – es ist daher kein Grund, an der medizinischen Kompetenz eines Facharztes zu zweifeln, nur weil er trotz quälender Symptome keine Erkrankung feststellen kann. Ob weitere Untersuchungen oder die Berücksichtigung weiterer Aspekte des Krankheitsverlaufs zu einem anderen Ergebnis führen, weiß der Mediziner meist besser als die Betroffenen. Ohne gesicherte Diagnose kann Ihr Arzt auch keine sinnvolle Therapieempfehlung aussprechen. Wer dennoch darauf drängt, riskiert eine unnötige Therapie. Das bedeutet nicht nur eine Belastung des Körpers durch Medikamente, die Arzneimittel können auch Wirkungen provozieren, die beim nächsten Facharzt als diagnoserelevantes Symptom missverstanden werden. In dieser Phase des Gangs von Facharzt zu Facharzt ist nicht mehr, sondern weniger Therapie sinnvoll.

Am besten verstehen Sie die Kette der Arztbesuche als Checkliste der Ausschlussdiagnose: Ein Besuch beim koordinierenden Hausarzt ist sicherlich ein guter Einstieg, Internist, Rheumatologe, Orthopäde, Neurologe und oft auch der Facharzt für psychosomatische Medizin oder ein Psychologe sind Experten, die alternative Ursachen für FMS-Symptome ausschließen können. Wird tatsächlich eine FMS-Erkrankung festgestellt, kann es auch sinnvoll sein, wenn Sie Ihren Zahnarzt darüber informieren: Der Hinweis auf schwankende Schmerzsensibilität und durch Ödeme angeschwollenes Gewebe ist für die Beurteilung und Behandlung von Zahnfleisch und Zähnen wichtig.

> !
>
> Die Kette der Arztbesuche ist eine Art Checkliste der Ausschlussdiagnose.

Dass Sie sich gut mit dem Arzt verstehen, ist sicherlich eine wichtige Voraussetzung für ein erfolgreiches Gespräch. Doch auch die Patienten haben ein Anrecht darauf, dass ihnen Befunde und Diagnosen sowie Therapieempfehlungen verständlich erklärt werden. Nicht jeder Arzt ist dazu ausreichend talentiert, manchen genügt es, auch alles „richtig" dargestellt zu haben. Dann sollten Sie darauf bestehen, gemeinsam zu prüfen, ob die Information korrekt verstanden wurde. Dazu haben sich zwei strukturierte Verfahren bewährt:

„Ask-me-3" und „Teach-Back"

Wer sich von seinem Arzt nicht ausreichend informiert fühlt, kann mit dem Ask-me-3 („Frag mich dreimal") eine zufriedenstellende Abschlussbesprechung einleiten. Die drei Fragen

- „Was ist mein Hauptproblem?"
- „Was muss ich dazu wissen?"
- „Warum ist es für mich wichtig, dies zu wissen?"

garantieren, dass wichtige Informationen herausgehoben werden und der Arzt die notwendigen Schlussfolgerungen dazu noch einmal unterstreicht. Bei der sogenannten Teach-Back-Methode („Lehre mich das Gelernte") bittet der Arzt den Patienten, noch einmal kurz zusammenzufassen, was er ihm gerade erklärt hat.

!

Sorgen Sie dafür, dass Sie immer den Arztbrief erhalten.

Um nach dem Gespräch mit dem Arzt einzelne Aspekte nachvollziehen zu können, ist es hilfreich, wenn Sie den Arztbrief in Händen halten. Dieser Text wendet sich zwar an den ärztlichen Kollegen und ist nicht zur Information des Patienten formuliert, daher machen ihn Abkürzungen und Fachbegriffe für Laien meist unverständlich. Aber zwei Vorteile haben Sie anhand dieses Briefes: Man kann ihn selbst anderen Ärzten vorlegen und sich den Inhalt bei kompetenten Helfern in verständliches Deutsch übersetzen lassen; beispielsweise bei der Initiative von Medizinstudenten www.washabich.de, die Befunde in verständliche Worte „übersetzt".

Arbeitgeber, Krankenkassen und Behörden

Nicht immer steht die Gesundheit im Zentrum von Gesprächen über Fibromyalgie, manchmal geht es auch ums Geld. Entweder muss mit dem Arbeitgeber ausgehandelt werden, wie der Arbeitsalltag mit wechselhafter Leistungsfähigkeit organisiert werden kann. Oder man versucht Mitarbeiter von Krankenkassen davon zu überzeugen, dass Therapiemaßnahmen unbedingt notwendig und nicht nur wünschenswert sind. Den Kontakt zu Behörden sucht niemand freiwillig, denn meist markieren diese Gespräche eine Zäsur im Leben: Es geht um Anträge auf Erwerbsminderungsrente oder um die Einstufung als Schwerbehinderter.

!

Gespräche, bei denen es ums Geld geht, können sehr belastend sein.

Vordergründig wird ebenfalls über das FMS im Allgemeinen und die individuelle Fibromyalgie gesprochen, doch die Perspektive ist eine andere als beim Austausch mit Partner, Familie, Freunden und Kollegen oder auch Ärzten. Die Erkrankung ist Anlass, aber nicht Anliegen des Gesprächs. Es geht nicht um Informationsaustausch, sondern um eine Verhandlung: Man möchte beim Gegenüber etwas erreichen – und zwar letztendlich Geld. Der Arbeitgeber soll den Arbeitsplatz umgestalten oder die Arbeitszeiten flexibler regeln, die Krankenkasse Massage oder Funktionstraining genehmigen, die Behörde eine Eingruppierung vornehmen, die direkte Zahlungen oder Privilegien mit sich bringt.

Doch die Gesprächspartner sind für viele ähnlich belastete Patienten verantwortlich und vergleichen Ihren Fall mit anderen Fällen. Wenn sie von Ihren Wünschen hören, denken sie immer auch das Schicksal anderer Patienten mit. Aus Perspektive der Patienten ist das nur schwer erträglich. Ihr Leid ist persönlich dringlich, daher scheint sich ein relativierender Vergleich mit dem Leid anderer zu verbieten. Genau das ist aber Aufgabe der Gesprächspartner beim Arbeitgeber, in Krankenkassen und Behörden.

!

Um zusätzlichen Stress zu vermeiden, hilft es, wenn Sie besondere Gesprächssituation akzeptieren.

Um zusätzlichen Stress und damit ein höheres Schmerzrisiko zu vermeiden, hilft es, wenn Sie die besondere Gesprächssituation akzeptieren und sich darauf vorbereiten. Wer aufgrund seiner Erkrankung eine Veränderung der Arbeitsbedingungen, etwa eine andere Arbeitsplatzgestaltung oder Arbeitszeit, anstrebt, sollte in das Gespräch mit dem Arbeitgeber hineingehen wie in eine Gehaltsverhandlung. In kleineren Unternehmen spricht man mit dem Chef, den man womöglich persönlich kennt, in größeren mit den Profis der Personalabteilung. Wer die Frage „Wieso bin ich für das Unternehmen besonders wertvoll?“ beantworten kann, hat eine gute Position für den Gesprächsauftakt. Wer nur den Katalog notweniger Veränderungen auflisten kann, hat es da deutlich schwerer. Versuchen Sie daher, mögliche Fragen vorwegzunehmen und gute Antworten parat zu haben.

Für Menschen mit Fibromyalgie ist eine Einstufung als Schwerbehinderter mit einem Grad der Behinderung (GdB) von mehr als 50 Prozent wenig aussichtsreich. Doch nur dann wird ein chronisch kranker Mitarbeiter auf die vorgeschriebene Schwerbehinderten-Quote von 5 Prozent der Arbeitsplätze angerechnet (§ 71 Abs. 1 Sozialgesetzbuch SGB IX). Es ist daher wenig erfolgversprechend, über die Eigenschaft als Schwerbehinderter für den Arbeitgeber attraktiv zu werden. Besser ist es, im Vorfeld des Gesprächs Unterstützer im Unternehmen für das eigenen Anliegen zu begeistern: Vorgesetzte und Kollegen, aber auch Betriebs- oder Personalrat.

Ob, wie umfangreich und wie lange Menschen mit Fibromyalgie erwerbstätig sein können, hängt von der Kooperation der Arbeitgeber, Vorgesetzten und Kollegen ab und vom Beruf selbst. Schließlich fällt es bei Fibromyalgie schwer, Stress und Dauerbelastungen auszuhalten, außerdem muss der Arbeitgeber an den unvorhersehbaren schlechten Tage mit hoher Schmerzbelastung rechnen. Die dadurch bedingte Unzuverlässigkeit ist für Arbeitnehmer, die an Fibromyalgie leiden, zusätzlich belastend: Das Hadern mit der eigenen Unzulänglichkeit verstärkt den Stress, ein Teufelskreis, der nur durch rücksichtsvoll eingeräumte Pausen durchbrochen werden kann. Bei einigen Berufen ist das gut möglich.

Wer sich auf die Gespräche gut vorbereitet, kennt die Möglichkeiten und Anforderungen seines aktuellen Arbeitsplatzes. Womöglich ist eine Verlagerung der Aufgaben, der Wechsel des Arbeitsplatzes innerhalb des Unternehmens, die nachhaltig bessere Alternative.

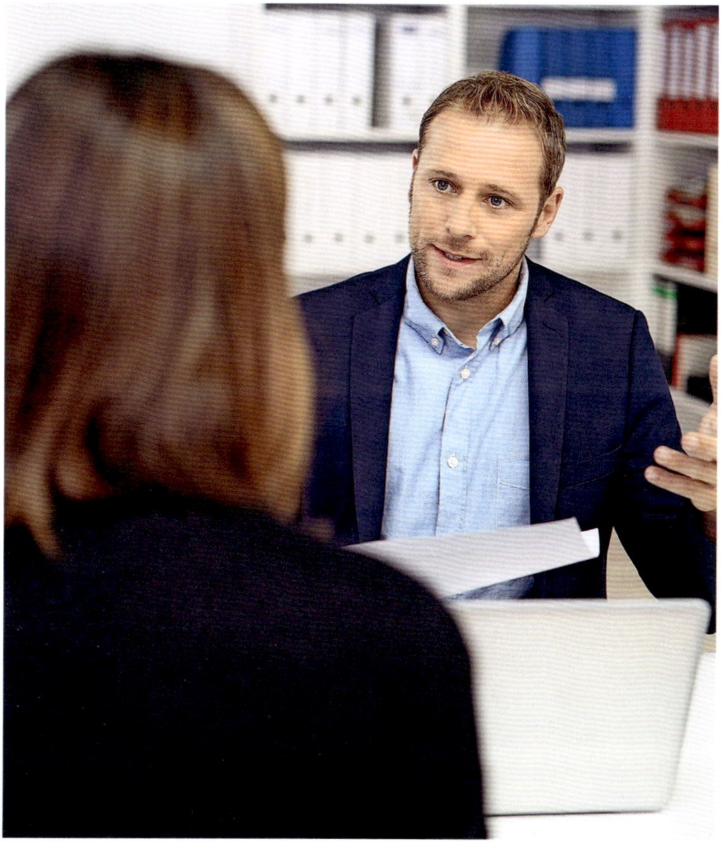

Sie vermeiden unnötigen Stress, wenn Sie Gespräche mit Behörden gut vorbereiten – und ihre Notwendigkeit akzeptieren!

Kranksein im Beruf

Im Krankheitsfall ist ein Arbeitnehmer gesetzlich verpflichtet, dem Arbeitgeber die Arbeitsunfähigkeit und deren voraussichtliche Dauer so frühzeitig wie möglich mitzuteilen, noch vor Beginn der Arbeitszeit (§ 5 (1) Satz 1 Entgeltfortzahlungsgesetz (EntgFG)). Für Arbeitnehmer mit Fibromyalgie können schlechte Tage mit hoher Schmerzbelastung oder anderen Symptomen kurzfristig eine kurzzeitige Arbeitsunfähigkeit bedeuten. Die notwendige rasche Information des Arbeitgebers kann dann auch über elektronische Medien erfolgen, die der Arbeitgeber zuverlässig nutzt. Es ist empfehlenswert, direkt danach einen Arzt zu konsultieren, der eine Krankschreibung (Arbeitsunfähigkeitsbescheinigung) ausstellt.
Heutzutage gestattet die Arbeitsunfähigkeits-Richtlinie (AU-RL), dass dies auch ohne persönlichen Arzt-Patienten-Kontakt im Rahmen einer Videosprechstunde möglich ist, sofern man den Patient in der betreffenden Arztpraxis persönlich kennt und die Erkrankung geeignet ist, eine Untersuchung mittels Videosprechstunde durchzuführen. Seit dem 1. Juli 2022 wird eine elektronische Krankmeldung an den Arbeitgeber sowie an die Krankenkasse übermittelt.
Die Video-Sprechstunde hat den Vorteil, dass man an diesen schlechten Tagen nicht vor die Tür gehen muss. Die 7-Tage-Frist der maximalen Dauer einer solchen Krankschreibung wird während der akuten kurzen Episoden mit extremer Belastung nur selten überschritten. Spätestens nach dem dritten Tag muss dem Arbeitgeber eine Krankschreibung vorgelegt werden; nur dann muss der Arbeitgeber eine Lohn- oder Entgeltfortzahlung leisten (§ 5 (1) Satz 2 EntgFG).

Dauert die Krankschreibung länger als sechs Wochen, stellt der Arbeitgeber die Lohnfortzahlung ein (§ 3 EntgFG) und die Krankenkasse zahlt Krankengeld (durchschnittlich 70 Prozent des Bruttogehalts, höchstens 90 Prozent des Nettogehalts). Es wird innerhalb von drei Jahren für maximal 72 Wochen bezahlt. So ergibt sich einschließlich der sechs Wochen Entgeltfortzahlung eine maximale „Lohnfortzahlung" von 78 Wochen (18 Monate) innerhalb von drei Jahren.

Auch wenn die Krankschreibung länger als sechs Wochen währt und die Krankenkasse die Zahlung von Krankengeld übernimmt, muss dem Arbeitgeber weiterhin ein Attest des Arztes vorgelegt werden. Der Übergang von der Lohnfortzahlung zum Krankengeld ändert daran nichts. Das betrifft alle Arbeitnehmer mit Fibromyalgie, deren Arbeitsunfähigkeit sich nicht mehr auf kurze Episoden mit schlechten Tagen beschränkt. Viele Betroffene melden sich mit der Überzeugung krank, bald wieder an den Arbeitsplatz zurückkehren zu können, und müssen sich dann eingestehen, dass es nicht so rasch wie erhofft gelingt. Dann darf man nicht vergessen, weiterhin Atteste vorzulegen.

Andererseits darf, ja muss der Arbeitnehmer trotz Krankschreibung zur Arbeit erscheinen, wenn er sich hinreichend gesund fühlt. Das Attest nennt nur den voraussichtlichen Zeitraum der Arbeitsunfähigkeit, der tatsächliche kann durchaus kürzer sein. Dafür muss sich der Arbeitnehmer nicht beim Arzt „gesundschreiben" lassen. So ein positives Attest kennt das deutsche Recht nicht – ebenso wenig wie eine zeitweise Gesundmeldung für einige Stunden am Tag. ▶▶

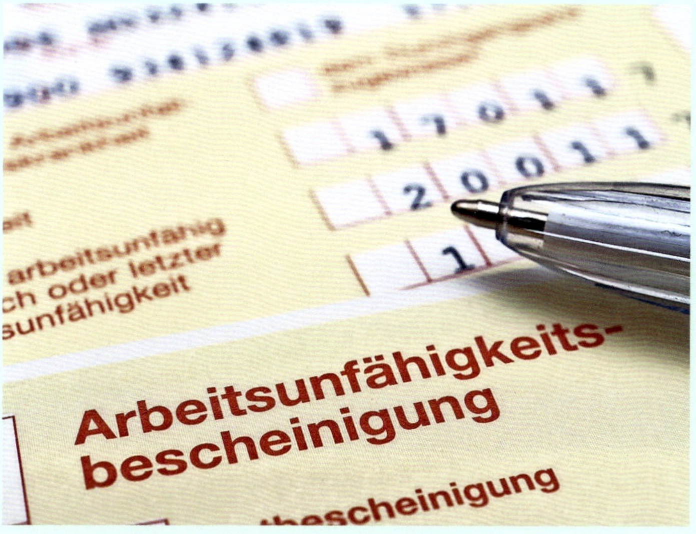

Es ist wichtig, dass Sie über alle Regelungen im Krankheitsfall gut informiert sind.

Entweder man ist voll arbeitsfähig oder krank.

Bei mehr als sechs Wochen Fehlzeiten im Kalenderjahr und einer merklichen Störung des Betriebs kann dem Mitarbeiter krankheitsbedingt gekündigt werden, sofern eine negative Gesundheitsprognose besteht (Landesarbeitsgericht Mainz 2011, Aktenzeichen 5 Sa 152/11). Davon sind Menschen mit Fibromyalgie sehr häufig betroffen. Die Fehltage summieren sich übers Jahr, und die Prognose für die Zukunft ihrer Gesundheit ist schlecht. Da der Arbeitgeber hier aber aktiv kündigen muss, besteht die Chance, eine für beide Seiten akzeptable Regelung zu verhandeln.

Ist eine Einigung nicht möglich oder erkennt der Arbeitnehmer selbst, dass er keinen anderen Arbeitsplatz im Unternehmen übernehmen kann, droht Arbeitslosigkeit. Die Meldung bei der Bundesagentur für Arbeit muss vier Wochen vor Ende der Zahlung des Krankengeldes erfolgen. Die Agentur überprüft nun, welche Tätigkeit überhaupt noch täglich drei Stunden oder länger ausgeübt werden kann. Das betrifft alle Arbeitsplätze auf dem regulären Arbeitsmarkt. Es muss nicht der Ausbildung entsprechen oder im bevorzugten Berufsfeld sein.

Ist das nicht der Fall, wird die Erwerbsminderung (Erwerbsunfähigkeit) festgestellt. Dann sollte ein Antrag auf Rente wegen verminderter Erwerbsfähigkeit (§ 43 SGB VI) gestellt werden. Man unterscheidet zwischen teilweiser Erwerbsminderung (drei bis unter sechs Stunden täglich arbeitsfähig) und voller Erwerbsminderung (unter drei Stunden täglich arbeitsfähig).

Für einen Rentenanspruch müssen Sie in den letzten fünf Jahren vor Eintritt der Erwerbsminderung mindestens 36 Monatsbeiträge eingezahlt haben. Für ältere Arbeitnehmer, die vor dem 2. Januar 1961 geboren sind – also heute über 60jährige Arbeitnehmer – gilt dagegen für die volle Rente ausschließlich die Sechs-Stunden-Grenze; sie müssen auch nicht jede Beschäftigung annehmen.

Sich sein Recht verschaffen

Für Menschen mit Fibromyalgie sind Gespräche über Rehabilitationstherapien oder Kuraufenthalte, über Massagen oder Wärmebehandlung, über Funktionstraining oder Wassergymnastik mühsam, aber unvermeidbar. Kaum eine Krankenkasse bietet solche Leistungen freiwillig und ohne Nachfrage an. Viele Vertreter von Krankenkassen lehnen die Anträge erst einmal ab. Denn beim FMS besteht keine Aussicht auf Heilung, und solche Therapien bewirken bestenfalls vorübergehend Besserung. Aus der Perspektive der Kostenträger kann keines der Angebote langfristige Linderung garantieren, aus der Perspektive des Betroffenen jedoch ist die Chance auf ein paar Tage mit geringerer Schmerzbelastung jeden Einsatz wert.

Die Abgrenzung zwischen gesundheitlich sinnvoller, sportlich aktiver Freizeitgestaltung und Funktionstraining oder therapeutischer Wassergymnastik fällt nicht immer leicht. Doch wer von wenig Geld im Monat leben muss, kämpft auch um einen Zuschuss für die Schwimmbadkarten zur Wassergymnastik. Die Auseinandersetzungen sind oft unnötig hart, obwohl im Vergleich zu anderen chronischen Schmerzpatienten Menschen mit Fibromyalgie wenig kostenträchtig sind.

Stellt sich der Verhandlungserfolg nicht beim ersten Gespräch ein, kann Hartnäckigkeit zum Erfolg führen. Wählen Sie einen guten Tag, um erfolgreich mit Vertretern der Krankenkassen zu verhandeln. Der Nachteil ist, dass Sie dann weniger leidend wirken und es womöglich Ihrem Gegenüber schwerfällt, den dringenden Bedarf solcher Therapiemaßnahmen zu erkennen. Dieses Dilemma ist nur mit Verhandlungsgeschick zu lösen. Bereiten Sie sich gut auf solche Gespräche vor und lassen Sie sich nicht abspeisen.

> !
>
> Stellt sich der Verhandlungserfolg nicht beim ersten Gespräch ein, kann Hartnäckigkeit zum Erfolg führen.

Nicht nur Geschick, auch Informiertheit in Bezug auf rechtliche Fragen ist beim Umgang mit Behörden hilfreich. Es lohnt sich daher, die Bedeutung von juristischen Begriffen zu lernen.

Da sind oft Alltagsvokabeln, die für die Formulierung von Gesetzen und Verordnungen verwendet werden und dadurch eine sehr spezielle Bedeutung erhalten. Missverständnisse sind garantiert, wenn Ihr Gesprächspartner die Vokabeln als juristische Fachbegriffe nutzt und Sie so, wie sie Ihnen in der Umgangssprache vertraut sind. Hierzu ein Beispiel: „Grundsätzlich" bedeutet juristisch gesehen vom Grundsatz her, in der Bedeutung von im Prinzip, in der Regel, während es in der Umgangssprache eher in der Bedeutung immer, aus Prinzip verwendet wird.

Hilfe von außen und eine optimistische Grundeinstellung

Trotz Fibromyalgie ein gutes Leben führen – für viele Patienten klingt das zynisch. Manche werden wehmütig, andere zornig. Doch welche Alternative bietet sich an? Der Schmerz gehört zum Leben, er geht nicht mehr weg, er verändert sich lediglich in Stärke und Schmerzort. Nur die Begleitsymptome können zeitweise ganz verschwinden. Heilung ist nicht möglich, noch nicht einmal Linderung kann allen Patienten garantiert werden. Deshalb konzentriert sich die multimodale Schmerztherapie auf die Einstellung zum Schmerz und die beste Art, damit zu leben.

Das Bestmögliche erreichen

Jeder FMS-Betroffene muss mit seiner speziellen, individuellen Fibromyalgie leben. Es gibt nicht die optimale Therapie für alle. Bei den psychologischen Ansätzen entscheiden die Persönlichkeit und die eigene Bereitschaft zur Annahme von Hilfe darüber, welche Therapieform Erfolg verspricht. Diese Chancen sollten Sie prinzipiell immer nutzen. Wenn Sie eine Meinung zum „Prinzip" erheben und womöglich offensiv vertreten, lässt sich eine solche Haltung nur schwer korrigieren. Halten Sie sich alle Optionen offen: Was Sie heute für unsinnig erachten, kann morgen vielleicht doch eine sinnvolle Methode sein.

Letztendlich kann sich aber kein Mensch mit Fibromyalgie der Einsicht verschließen, dass gute und schlechte Tage und die persönliche Bewertung von Gesundheit neu definiert werden muss. Ein gutes Leben bedeutet dann nicht, dass alles wieder so wird wie damals, bevor die ersten Fibromyalgie-Schmerzen auftraten. Ein gutes Leben bedeutet, das Bestmögliche zu erreichen – in den großen Zielen und bei der persönlichen Zufriedenheit, dazu zählt auch die Gesundheit.

!

Ein gutes Leben bedeutet, das Bestmögliche zu erreichen.

Dabei können die großen Ziele helfen, die Zufriedenheit zu verbessern. „Wer möchte ich sein?“ Diese Frage stellt man sich gewöhnlich als Jugendlicher und beantwortet sie sich zunächst negativ („Wie möchte ich nicht sein?“), bevor man als junger Erwachsener dazu in der Lage ist, sie tatsächlich auch positiv zu beantworten. Wer Glück hat, kommt mit kleineren Anpassungen aus und kann an seinen Zielen festhalten. Menschen mit Fibromyalgie müssen dagegen noch einmal neu nachdenken. Die chronische Schmerzerkrankung macht viele Ziele utopisch. Das ist keine leichte Aufgabe. Denn die großen Ziele sind, auch wenn sie im Alltag keine tragende Rolle spielen, ein wichtiger Teil der Persönlichkeit. Man kann sie nicht einfach über Bord werfen und sich neue setzen. Die Frage lautet jetzt: „Wie möchte ich zukünftig von anderen wahrgenommen werden, um mich akzeptiert zu fühlen?“

Typisch für Menschen mit Fibromyalgie sind selbst erwünschte Charaktereigenschaften wie ehrgeizig, fleißig, zuverlässig – aber unter der Belastung von Dauerschmerzen wirkt dieser Anspruch wahrscheinlich stressauslösend und damit schmerzverstärkend. Es kann helfen, sich selbst Alternativen dazu, wie man von anderen gesehen werden möchte, festzulegen. Der Abschied von den alten großen Zielen ist ein psychischer Kraftakt, neue große Ziele zu finden und sie zu definieren eine intellektuelle Herausforderung.

Nun stehen Menschen mit Fibromyalgie mit dieser Aufgabe nicht allein. Es gibt auch andere Auslöser, beispielsweise die ungewollte Veränderung der Partnerschaft oder der Familie, der Verlust des Arbeitsplatzes, andere dauerhafte und schwerwiegende Gesundheitsbeeinträchtigungen. Solche Zäsuren teilen das Leben in ein Davor und ein Danach. Doch während andere auf wieder bessere Zeiten hoffen dürfen, bedeutet die Diagnose Fibromyalgie eine grundlegende und nachhaltige Veränderung. Und es gibt noch nicht einmal jemanden oder etwas, der oder das als Ursache oder Auslöser dingfest gemacht werden kann.

Hilfe holen ist erlaubt

In dieser Situation suchen manche Menschen mit Fibromyalgie die „Schuld" bei sich selbst: Warum ausgerechnet ich? Habe ich etwas falsch gemacht? Kann ich das jetzt noch korrigieren? Auf was muss ich verzichten oder welche zusätzliche Belastung muss ich auf mich nehmen, damit alles wieder gut wird? Keine dieser Fragen ist sinnvoll. Sie zu beantworten ist sogar schädlich. Nach dem aktuellen Stand der medizinischen Forschung sind Menschen mit Fibromyalgie nicht „schuld" an ihrer Erkrankung, führen Sie sich das bitte immer wieder vor Augen. Es gibt keinen Hinweis darauf, dass sie durch einen anderen Lebensstil zu verhindern gewesen wäre. Auch bei wenig religiösen Menschen ist der Gedanke populär, dass aktiver Verzicht letztendlich Besserung bewirkt. So wird jede Verschlechterung der Gesundheit als Folge ungenügender Buße und Auswirkung eigenen Fehlverhaltens angesehen. Ein fataler Irrtum, denn einen medizinisch-wissenschaftlichen Beleg für dieses These gibt es nicht. Garantiert ist aber, dass durch solche Selbstvorwürfe und Selbstkasteiung das Stressniveau steigt und die Lebensqualität sinkt.

> !
>
> Professionelle psychologische Unterstützung kann durchaus hilfreich sein.

Hier kann professionelle psychologische Unterstützung durchaus hilfreich sein, neue große Ziele zu finden, sich eine neue Rolle zu definieren, die Beziehungen zum sozialen Umfeld anzupassen und Selbstzweifel zu verbannen. Sobald die neue Lebensphase als solche akzeptiert wurde, wird sich Ihre Lebensqualität und die der Menschen in Ihrem Umfeld verbessern.

Gute Tage und schlechte Tage: ganz normal

Auch an guten Tagen plagen Schmerzen, aber eben deutlich weniger als an schlechten Tagen. Die anderen Symptome sind weniger stark ausgeprägt. Die spürbaren Einschränkungen durch Fibromyalgie sind geringer. Das zu erkennen und zu genießen ist eine wichtige Voraussetzung, um wieder eine optimistische Sicht auf das Leben zu gewinnen. Dieser Perspektivwechsel gibt jedem Tag die Chance, ein guter Tag zu werden. Enttäuschungen sind dabei nicht ausgeschlossen. Doch die positiven Überraschungen sollte man sich gönnen. Dann ist es hilfreich, wenn man für diese Zeit Pläne in petto hat: konkrete Vorhaben, die nicht heute oder morgen erledigt werden müssen, aber jederzeit angefangen werden können. Nützlich ist auch eine Liste mit Telefonnummern von Menschen, die man mag und mit denen man sich spontan verabreden kann. Gelingen die Verabredungen oder Unternehmungen, werden die guten Tage noch stärker aufgewertet. Es sind Episoden deutlich verbesserter Lebensqualität. Zukünftig überlegen Sie es sich zweimal, einen Tag schon morgens als schlechten Tag zu definieren. Das ist der Einstieg in eine optimistische Lebensperspektive – trotz Fibromyalgie.

Positive Aspekte zu betonen ist eine der bewährten Methoden für mehr Wohlbefinden. Was bei gesunden Menschen funktioniert, ist auch bei Menschen mit Fibromyalgie erfolgversprechend. So gibt es hierzulande keine Vorschrift, dass chronisch kranke Menschen triste Kleidung tragen müssen. Sich gut zu kleiden verbessert das Körpergefühl und hebt die Stimmung. Mit gutem Essen lässt sich ein vergleichbarer Effekt erzielen. Wer Menschenmengen meiden möchte und Lärm scheut, muss nicht allein zu Hause bleiben, man kann sich Freunde einladen. Gute

Freunde bringen gern etwas mit, dann ist der Aufwand nicht so groß.

!

Für eine optimistische Perspektive sollten Sie Einsamkeit und Erkrankung nicht miteinander verknüpfen.

Für eine optimistische Perspektive ist es hilfreich, wenn Einsamkeit und Erkrankung nicht miteinander verknüpft werden, denn einsame Menschen empfinden ihr Leid besonders intensiv. Geselligkeit, im Privaten oder organisiert im Verein, fördert die Gesundheit. Wer in sozialer Gemeinschaft lebt, erfährt Ablenkung durch anregende Zerstreuung und soziale Teilhabe, einfach dadurch, dass er sich als erwünschte Person erlebt. Dadurch verbessert sich der allgemeine Gesundheitszustand – körperlich, geistig und psychisch.

Darin sieht auch die Deutsche Fibromyalgie Vereinigung ihre Aufgabe. Nicht das Gespräch über FMS als Erkrankung, sondern der Erfahrungsaustausch über ein gutes Leben trotz Fibromyalgie steht im Mittelpunkt. Während im Kontakt mit gesunden Mitmenschen allzu oft die Erkrankung das Gespräch dominiert, kann im Kreis mit anderen FMS-Patienten auf solche Erläuterungen verzichtet werden. In der Selbsthilfe wird wahrscheinlich weniger über Fibromyalgie als Erkrankung gesprochen als in anderen Gesprächsrunden. Hier dürfen Fibromyalgie-Patienten auch mal ausgelassen miteinander Spaß haben, ohne sich dafür rechtfertigen zu müssen: „Ich dachte, dich quälen unablässig Schmerzen?“ Die Selbsthilfe gewährt hier unter den Experten aus Betroffenheit einen Raum ohne Bedauerungsbekundungen und Fürsorgebevormundungen. Die Menschen in der Deutschen Fibromyalgie Vereinigung unterstützen sich gegenseitig, damit ihnen ein gutes Leben gelingt: Optimistisch trotz Fibromyalgie!

Lachen erlaubt: Anleitung zum Unglücklichsein mit Fibromyalgie

Der Psychologe und Kommunikationstheoretiker Paul Watzlawick veröffentlichte 1983 das schmale Buch „Anleitung zum Unglücklichsein", einen philosophisch-ironischen Ratgeber darüber, was man besser vermeiden sollte. „Jeder Leser dürfte etwas von sich selbst in diesem Buch wiederfinden – nämlich seine eigene Art und Weise, den Alltag unerträglich und das Triviale enorm zu machen", erläuterte der Verlag den praktischen Nutzen.

Unter den Marotten der Unglücklichen seine eigenen zu entdecken ist eine heilsame Erkenntnis. Einige allgemeine Aspekte aus dem Original von Paul Watzlawick nützen auch Menschen mit Fibromyalgie, spezielle wurden mit einem Augenzwinkern ergänzt. Viel Spaß dabei!

Sich selbst treu bleiben

Es gibt nur eine richtige Auffassung: die eigene. Dabei ist man durchaus tolerant. Natürlich dürfen Mitmenschen auch anderer Meinung sein, dann irren sie eben. Dass es sich dabei gewiss um einen Irrtum handelt, lässt sich leicht erkennen. Nichts davon passt zu dem als richtig und wahr erkannten Weltbild. Vor die Wahl zwischen Sein und Sollen gestellt, entscheidet man sich daher immer dafür, wie die Welt sein sollte, und verwirft, wie sie ist. Nur so können Sie sich selbst treu bleiben – und das ist doch wirklich wichtig, oder?

Verherrlichung der Vergangenheit

Nichts vergällt einem die Gegenwart so zuverlässig wie eine glorifizierte Vergangenheit. Anfänger des Unglücklichseins begnügen sich damit, die schönen Erlebnisse zurückliegender Jahrzehnte ihrer Biografie in Pastell zu zeichnen und Unerfreuliches in den Schleier des Vergessens zu hüllen. So strahlt die eigene

Jugend hell, und der aktuelle Status duckt sich in den tristen Schatten. Fortgeschrittene erweitern diese Technik um die vom Schicksal verwehrten Chancen. Damals eine Entscheidung nicht zu treffen, sondern abzuwarten, was passiert, zahlt sich nun aus. Jedes „Was wäre gewesen, wenn ...?" ist der Ausgangspunkt schrankenloser Spekulation. Im Vergleich zur damals möglichen Zukunft erscheint die aktuelle Realität als maximal unglückliche Wendung des Schicksals. Sobald eine chronische Krankheit den Lebensweg begleitet, führt jeder Schritt voran, immer weiter weg vom vormals sorgenfreien Zustand. Dabei hilft die Verniedlichung vergangenen Leids dabei, die gegenwärtige Malaise monströs erscheinen zu lassen: Das arthrotische Alter neidet der Jugend die Zahnschmerzen.

Mehr davon

Um eine Lösung zu finden, muss man den eigenen Fähigkeiten und bewährten Strategien vertrauen. Bei schwierigen Problemen muss man sich eben ein wenig mehr anstrengen. Bleibt das gewünschte Ergebnis aus, war die Anstrengung oder die Recherche unter den bekannten Lösungen noch nicht ausreichend. Jedes Abweichen von bewährten Konzepten bedeutet Anarchie und Chaos. So ist bekannt, dass nur Schmerzmittel starke Schmerzen vertreiben. Helfen die schwächeren Medikamente nicht, muss zur nächst stärkeren Kategorie gegriffen werden, bis die wirksame Klasse von Arzneimitteln gefunden wurde. Dasselbe gilt für alle anderen Beschwerden – viel hilft viel, es geht nur noch darum, die niedrigste Dosierung für den gewünschten Effekt zu finden.

Nicht Reden, sondern Denken regelt soziale Beziehungen

Die Tragfähigkeit eines sozialen Netzwerks lässt sich am besten beurteilen, wenn man sich selbst ins Zentrum setzt. Von hier aus kann man alle Beziehungen bewerten und ihre Entwicklung beobachten. Dabei vermeide man, direkt mit den Menschen über deren Belange zu sprechen. Besser ist es, genau diese Aspekte mit anderen aus dem Netzwerk zu erörtern. Erst in diesen Gesprächen mit Dritten kann man die gesamte Tragweite eines Problems erfassen, wenn alle denkbaren Reaktionen, die man den Nichtanwesenden zutraut, zur wahrscheinlichen Gewissheit werden. Diese Strategie funktioniert optimal bei chronisch kranken Menschen, wenn Mitmenschen die Symptome nicht vollständig verstanden haben. Jede Regung, die man bemerkt oder von der man hört, gibt Anlass zu grübeln oder mit anderen zu diskutieren, was das denn nun wieder bedeute: Zurückweisung, Abwendung, Arroganz? Von einer direkten Nachfrage muss dringend abgeraten werden, sie gefährdet Missverständnisse und schmälert die Chance auf weitere Spekulationen über die Tragfähigkeit des persönlichen sozialen Netzwerks.

Die verscheuchten Elefanten

Ein Mann klatscht alle zehn Sekunden in die Hände, „um die Elefanten zu verscheuchen“. Den Hinweis, dass es hier gar keine Elefanten gebe, bejubelt er als Erfolg seines unablässigen Händeklatschens. Die Medizingeschichte ist eine Elefantenherde. Oftmals ist es egal, für welches Verfahren man sich entscheidet, um unabwendbaren Gesundheitsschaden zu vermeiden. Wichtig ist nur, dass man es konsequent anwendet. Dann wird es erfolgreich sein. Nicht die Wirkung ist relevant, sondern die Konsequenz der Anwendung. Schon ein Auslassen könnte offenbaren, dass es keinen Zusammenhang zwischen Handlung und Heilung gibt. Deshalb ist es so wichtig, dass Elefanten vertrieben werden und nicht Meerschweinchen. Die Aussicht auf Kontakt zu flauschigen Nagern könnte zu Nachlässigkeit beim Klatschen provozieren. Wer eine Verzichtsdiät oder eine Kur mit teuren Nahrungsergänzungsmitteln durchhalten will, muss Elefanten fürchten.

Selbsterfüllende Prophezeiungen

Die Vermutung, dass andere tuscheln und spotten, lässt sich leicht bestätigen. Man muss seine Mitmenschen nur noch aufmerksamer beobachten als sonst. Allerorten und zu jeder Zeit findet man Hinweise darauf, dass man sich lustig macht. Die dabei zur Schau getragene Anspannung animiert, die ohnehin vorhandene Neigung zur Lästerei ausbrechen zu lassen. Für Menschen mit Fibromyalgie ist diese Strategie besonders effektiv, denn die Furcht vor sozialer Ausgrenzung provoziert Stress, der Schmerzen verstärkt und zurückweisendes Verhalten fördert. Die Attitüde „Lasst mich doch alle in Ruhe" schafft beste Voraussetzungen fürs Unglücklichsein. Bedingung ist aber, dass sich nicht erst im Nachhinein, sondern schon zu Beginn die Vermutung zur Prophezeiung „Alle lästern über mich" verfestigt.

Frust am Ziel

Ankommen bedeutet Orientierungslosigkeit. Auf dem Weg hatte man das Ziel vor Augen, nun ist man dort und weiß nicht mehr, in welche Richtung es weitergeht. Nur die Naiven erklären das Erreichen von Zielen zum Gradmesser für Erfolg. Deshalb wählen sie gern die Kurzstrecke, dann bleibt die Entfernung zum selbst definierten Ziel übersichtlich. Wer entlang dieser kurzen Wege auf der Strecke bleibt, gilt als dumm, faul, verantwortungslos. Deshalb sucht sich der Kluge weit entfernte Ziele. Sie geben lange Zeit Orientierung, die Vorbereitungen für eine so ausgedehnte Wegstrecke sind umfangreich und zeitaufwendig. Wer zwischenzeitlich vom Weg abkommt, muss sich nicht grämen, solange das Fernziel im Blick bleibt. Den Kurzstreckensprintern zum Erfolgserlebnis Nahziel fehlt die Kompetenz, so eine Exkursion beurteilen zu können. Allein schon auf dem Weg zu sein ist ein Erfolg. Eigentlich muss man gar nicht am Ziel ankommen. Dort wartet ohnehin nur der Frust zukünftiger Orientierungslosigkeit. Deswegen wählen Menschen mit chronischen Erkrankungen auch gern Maximalziele, damit sich der Aufbruch lohnt. Sportliches Engagement muss mindestens zum Halbmarathon führen, die Reduktionsdiät sollte den Speck um 20 Kilo reduzieren. Damit sinkt das Risiko, am Ziel anzukommen.

Objektive Beziehungsebene

Selbstverständlich kann man darauf achten, in Gesprächen, insbesondere Streitgesprächen die Objektebene nicht mit der Beziehungsebene zu vermengen. Wenn die Frage lautet „Möchtest du mir beim Fensterputzen helfen?“, wäre objektiv betrachtet ein „Nein“ vollkommen in Ordnung. Nur sehr wenige Menschen putzen so gern Fenster, dass sie helfen möchten. Dennoch ist diese Antwort selbstverständlich inakzeptabel, da dieses „Nein“ in erster Linie die Zurückweisung der Bitte bewirkt, also die Beziehungsebene berührt. Gerade für chronisch kranke Menschen mit stark veränderlichem Leidensdruck unterschiedlicher Symptome ist diese Doppelfunktion von Kommunikation Anlass für soziale Spannungen. Der Angesprochene kann kaum abschätzen, ob heute ein „Nein“ akzeptiert würde. Noch kniffliger wird die Situation, wenn unterstellte Emotionen ins Spiel kommen: „Warum bist du heute so zornig auf mich?“ Trifft die Aussage ins Schwarze, wird der Angesprochene mit Rücksicht auf die Beziehungsebene nicht antworten wollen. Ist sie unbegründet, wird sie sich spätestens bei der zweiten Nachfrage zur selbsterfüllenden Prophezeiung wandeln. Allein schon die implizite Annahme „Ich weiß besser als du, wie du dich fühlst, weil ich es dir ansehe“ ist konfliktträchtig. Die Antwort könnte patzig ausfallen. Zum Schluss sind beide Seiten tatsächlich zornig.

Für Fortgeschrittene gibt es die Möglichkeit, zunächst um einen Gefallen zu bitten. Beginnt der Gefragte mit der Tätigkeit, formuliert man nachdrücklich eine zweite Bitte. Beides zeitgleich zu erledigen sollte nicht möglich sein. Wird zunächst der ersten Bitte entsprochen, kann man sich darüber beschweren, dass die zweite Aufgabe ignoriert wurde – und umgekehrt. Zeigt sich der Helfende daraufhin gekränkt, folgt postwendend ein „Wenn ich dich einmal um etwas bitte ...!“

Unmöglich liebt der Unglückliche sich selbst

Die Aufforderung „Liebe deinen Nächsten wie dich selbst“ macht den Menschenfeind unglücklich und den Unglücklichen zum Menschenfeind. Wer weder sich noch seinen Mitmenschen freundlich zugetan ist, wird nur selten zu inniger Verbundenheit genötigt. Man muss sich nicht in Gemeinschaften fügen und kann sich ganz auf die eigene Persönlichkeitsbildung konzentrieren. Für Menschen mit chronischer Schmerzerkrankung ist Eigenliebe eine schwierige Herausforderung. An vielen Tagen mag man sich selber nicht. Da ist es doch nur folgerichtig, davon auszugehen, dass Mitmenschen auch keine Sympathie empfinden. Wer sie dennoch bekundet, schwindelt sicherlich, womöglich täuscht er sogar sich selbst – und mit solchen Menschen möchte man nun wirklich nichts zu tun haben.

Edelmenschen sind auch nicht gut

Schlimmer noch sind die wirklich Hilfreichen, die reichlich Hilfe aufdrängen. Welcher Hintergedanken motiviert sie? Wollen sie bewundert werden? Von wem? Erhoffen sie ein wachsendes Guthaben auf dem himmlischen Sparkonto fürs Jüngste Gericht? Hoffen sie gar auf irdische Dankbarkeit? Muss man alsbald für die Hilfe bezahlen, in welcher Münze auch immer? Der Vorsichtige fürchtet aber nicht nur den Zahltag, sondern die Unabwendbarkeit weiterer Hilfe. Sie kann sich „zu einer den Laien verblüffenden Form der Hölle“ entwickeln. Partner chronisch kranker Menschen definieren sich gern als notwendige Helfer, die Patienten ermutigen sie dazu. Solche Beziehungen können sehr harmonisch sein, solange beide ihre Partnerrolle erfüllen. Würde der Patient gesunden, fiele er aus der Rolle und entzöge womöglich der Beziehung eine wichtige Grundlage. Das darf auf keinen Fall passieren.

Auch die Beziehung zum Arzt ist durch diese Helferbeziehung definiert: „Stellen Sie sich (...) einen Arzt ohne Kranken (...) vor. Das wären nur Schemen, provisorische Menschen sozusagen. Erst durch den Partner, der die notwendige Rolle uns gegenüber spielt, werden wir wirklich." Zwei der wichtigsten Helfer der Patienten benötigen den leidenden Menschen – so viel Dankbarkeit sollte doch möglich sein.

Weisheit wächst überall

Patienten im 21. Jahrhundert können ihren Arzt erheblich unterstützen, indem sie sich vor jedem Gespräch umfassend informieren. Ergiebige Quellen sind das Internet und Gesundheitsmessen. Glücklicherweise findet man dort vielfältige Angebote, nicht nur Informationen, sondern auch unterstützende Produkte. Besonders interessant sind die neuesten Erkenntnisse über frühantike Heilverfahren längt untergegangener Kulturen. Auch die spektakuläre Wirkung seltener Wurzeln, die bislang noch kein Pharmamulti monopolisieren konnte, überzeugt. Es schmeichelt dem Selbstbewusstsein schon ein wenig, wenn man feststellt, dass dieses Geheimwissen sogar dem Arzt noch nicht bekannt ist.

ANHANG

Wichtige Adressen

Deutsche Fibromyalgie Vereinigung (DFV) e.V.
Bundesverband
Waidachshofer Straße 25
74743 Seckach
Tel. 06292 928758
www.fibromyalgie-fms.de
Die Deutsche Fibromyalgie-Vereinigung (DFV) e.V. wurde 1996 gegründet. Durch ihr Wirken wurde das FMS als Schwerbehinderung und chronische Erkrankung anerkannt. Bei der DFV steht der Selbsthilfegedanke an erster Stelle. Hier erhalten Interessierte Patientenbroschüren, alle aktuellen wissenschaftlichen Erkenntnisse sowie die vierteljährlich erscheinende Mitgliederzeitschrift „Optimisten“. Bundesweit sind viele Selbsthilfegruppen an die DFV angeschlossen oder kooperieren mit ihr.

Fibromyalgie-Liga Deutschland (FLD) e.V.
Oberheydener Straße 71
41236 Mönchengladbach
Tel. 02166 613294
www.fibromyalgie-liga.de
Die Fibromyalgie-Liga Deutschland (FLD) e.V. wurde 2000 ursprünglich als Landesverband Nordrhein-Westfalen durch Fibromyalgie-Betroffene gegründet. Zentrales Anliegen ist die Information und Beratung von Menschen mit Fibromyalgie sowie deren Angehörigen und der Öffentlichkeit. Außerdem die Unterstützung und Förderung der Prävention und Rehabilitation für Menschen mit FMS und die Vermittlung von Selbsthilfe.

Deutsche Schmerzgesellschaft e.V.
Bundesgeschäftsstelle
Alt-Moabit 101b
10559 Berlin
Tel. 030 394096890
www.dgss.org
Die Deutsche Schmerzgesellschaft e.V. ist mit rund 3400 Mitgliedern die größte wissenschaftlich-medizinische Fachgesellschaft im Bereich Schmerz in Europa. Ihre

Mitgliedschaft ist interdisziplinär und interprofessionell und besteht aus Schmerzexperten aus Praxis, Klinik, Psychologen, Pflege, Physiotherapie u. a. sowie wissenschaftlich ausgewiesenen Schmerzforschern aus Forschung, Hochschule und Lehre.

Deutsche Gesellschaft für Schmerzmedizin e.V.
Lennéstraße 9
10785 Berlin
Tel. 030 85621880
www.dgschmerzmedizin.de
Die Deutsche Gesellschaft für Schmerzmedizin e.V. ist die größte deutschsprachige Fachgesellschaft, die sich für ein besseres Verständnis und für bessere Diagnostik und Therapie des chronischen Schmerzes einsetzt. Zentrales Anliegen seit ihrer Gründung 1984 ist eine bessere Versorgung von Patienten mit chronischen Schmerzen.

Deutsche Schmerzliga e.V.
Rüsselsheimer Straße 22, Haus A
60326 Frankfurt am Main
Tel. 069 20019019
www.schmerzliga.de
Die Deutsche Schmerzliga e.V. macht sich seit über 25 Jahren stark für die Belange von Menschen, die unter chronischen Schmerzen leiden.

Selbsthilfegruppen und Foren

NAKOS
Nationale Kontakt- und Informationsstelle zur Anregung und Unterstützung von Selbsthilfegruppen
Otto-Suhr-Allee 115
10585 Berlin
Tel. 030 31018960
www.nakos.de
NAKOS ist seit über 30 Jahren die bundesweite Informations- und Vermittlungsinstanz im Feld der Selbsthilfe in Deutschland. Sie arbeitet zu grundsätzlichen Fragen der Selbsthilfearbeit, der Selbsthilfeunterstützung und -förderung.

www.fibromyalgie-forum.de
Hier tauschen sich 1600 Mitgliedern zum Thema Fibromyalgie aus und teilen ihre Erfahrungen. Mit umfangreicher Ärzte- und Klinikliste.

Register

Bibliografische Information der Deutschen Nationalbibliothek
Die Deutsche Nationalbibliothek verzeichnet diese Publikation in der deutschen Nationalbibliografie; detaillierte bibliografische Daten sind im Internet über http://dnb.ddb.de/ abrufbar.

ISBN 978-3-89993-945-3 (Print)
ISBN 978-3-8426-8850-6 (PDF)
ISBN 978-3-8426-8851-3 (EPUB)

Fotos:
Titelbild: Getty Images/Mel Yates
Fotolia.com: Africa Studio: 8/9; bilderzwerg: 15; joshya: 21; goodluz: 27; Chayathorn: 34/35; Henrie: 49; StockPhotoPro: 63; Robert Kneschke: 66/67; Viacheslav Iakobchuk: 87; Picture-Factory: 89; Tyler Olson: 95; pressmaster: 100/101; contrastwerkstatt: 121; Stockfotos-MG: 123

2., aktualisierte Auflage

Die Ratgebermarke der Schlüterschen Fachmedien GmbH
Hans-Böckler-Allee 7, 30173 Hannover
www.humboldt.de
www.schluetersche.de

Lektorat: Linda Strehl, München
Layout: Groothuis, Lohfert, Consorten, Hamburg
Covergestaltung: semper smile Werbeagentur GmbH, München
Satz: Die Feder · Werbeagentur GmbH, Wetzlar
Druck und Bindung: Gutenberg Beuys Feindruckerei GmbH, Langenhagen

Gedruckt mit mineralölfrei hergestellten Druckfarben und Strom aus erneuerbaren Energien. Die eingesetzten Klebe- und Bindestoffe entsprechen den derzeitigen Umweltstandards, die vom RAL Institut für Gütesicherung und Kennzeichnung geprüft wurden. Die Druckplattenentwicklung erfolgte mit reduziertem Einsatz von Chemikalien.